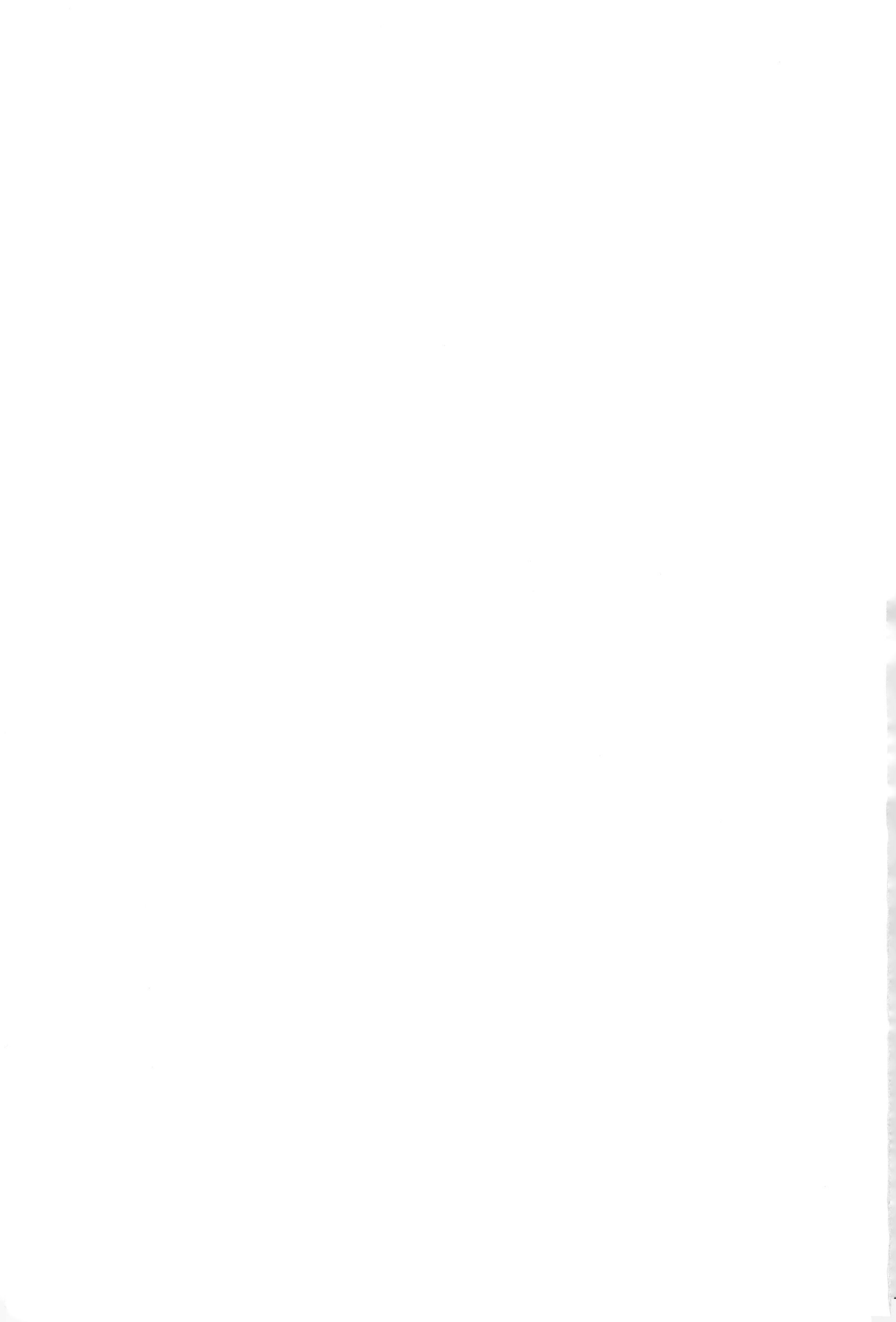

上海市社区教育系列教材

有医说医：生命健康

七堂课（第三辑）

名誉主编　范先群

总主编　马延斌　张　峻

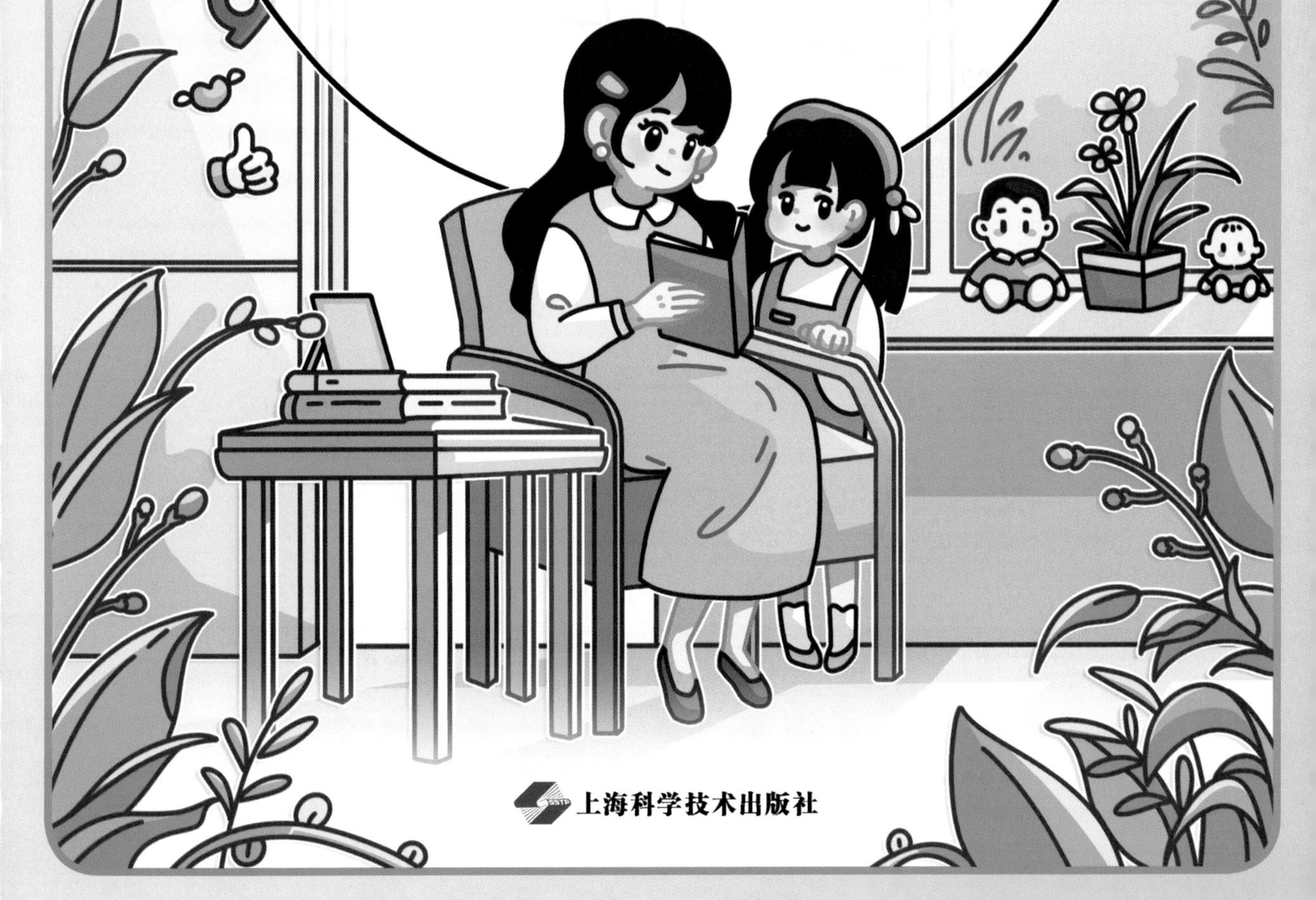

上海科学技术出版社

图书在版编目（CIP）数据

有医说医：生命健康七堂课. 第三辑 / 徐英主编
. -- 上海：上海科学技术出版社，2023.11
ISBN 978-7-5478-6314-5

Ⅰ. ①有… Ⅱ. ①徐… Ⅲ. ①常见病－诊疗－普及读物 Ⅳ. ①R4-49

中国国家版本馆CIP数据核字（2023）第177950号

有医说医：生命健康七堂课（第三辑）

主编 徐 英

上海世纪出版（集团）有限公司
上 海 科 学 技 术 出 版 社 出版、发行
（上海市闵行区号景路159弄A座9F-10F）
邮政编码201101 www.sstp.cn
常熟市华顺印刷有限公司印刷
开本787×1092 1/16 印张7.75
字数50千字
2023年11月第1版 2023年11月第1次印刷
ISBN 978-7-5478-6314-5/R・2832
定价：88.00元

编委会名单

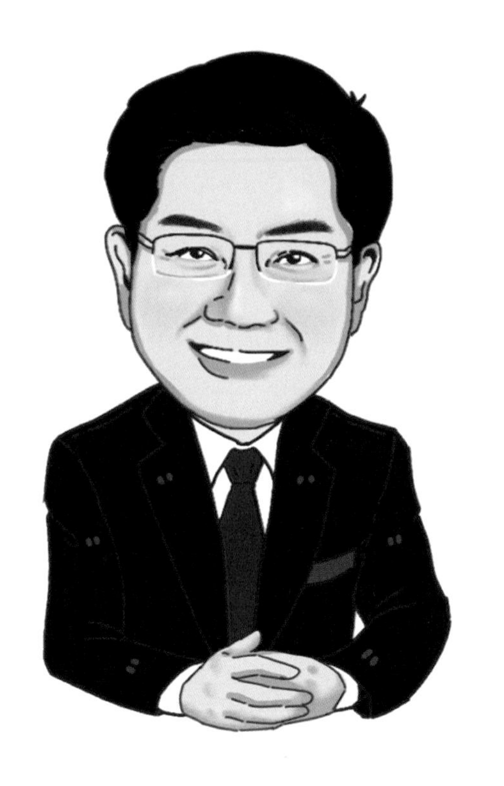

中国工程院院士范先群

科普漫画 图文并茂

深入浅出 增智赋能

签名：范先群

2023年9月

前 言

打造高质量医学科普，赋能全周期健康素养

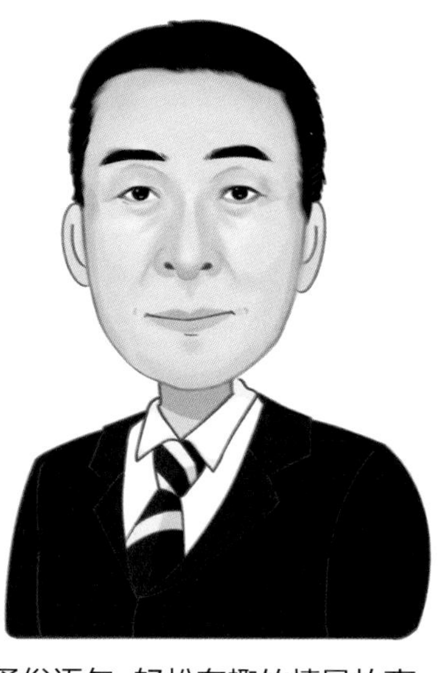

“消未起之患，治未病之疾，医之于无事之前。”自古以来，善医者无患。随着《“健康中国 2030”规划纲要》等政策陆续出台，健康教育不断深入，生命质量和健康安全越来越受重视，人民群众主动获取健康知识的意愿不断提升，对健康的认知和需求不再局限于治“已病之病”，更呈现出多样化、差异化的特点，健康科普的重要性愈发凸显。

近年来，上海交通大学医学院附属第九人民医院陆续出版了《谈医论症话健康》《有医说医——谈医论症科普荟》《有医说医科普荟》《有医说医：生命健康七堂课》等科普书。其中，《生命健康七堂课》系列创新尝试，将健康科普与二次元漫画元素有机融合，以简明扼要的通俗语句、轻松有趣的情景故事、生动活泼的图文画面，向百姓普及专业医学知识。同时，该系列漫画书出版后，编委会又将课程内容延伸创作转化为系列动漫科普短视频，通过新媒体平台、社区教育网络等载体广泛传播，有效扩大惠及人群。

在编委及医学专家的共同努力下，《生命健康七堂课》第三辑延续该系列 7 个人生阶段主线特色，选取口腔、泌尿外科、骨科、胸外科、神经内科、心血管内科、肾脏内科等 7 个专业领域百姓普遍关心的健康问题，解疑释惑，助力百姓提高对常见疾病的预防和应对能力。

“国以民为本，社稷亦为民而立。” 在习近平新时代中国特色社会主义思想指引下，上海第九人民医院将继续推进医院健康科普工作发展，切实打造健康科普“主阵地”，强化健康科普“主力军”队伍建设，赋能人民群众全生命周期健康素养，以实际行动助力健康中国、点亮健康上海。

签名：

（作者系上海交通大学医学院附属第九人民医院党委书记）

2023 年 9 月

目录

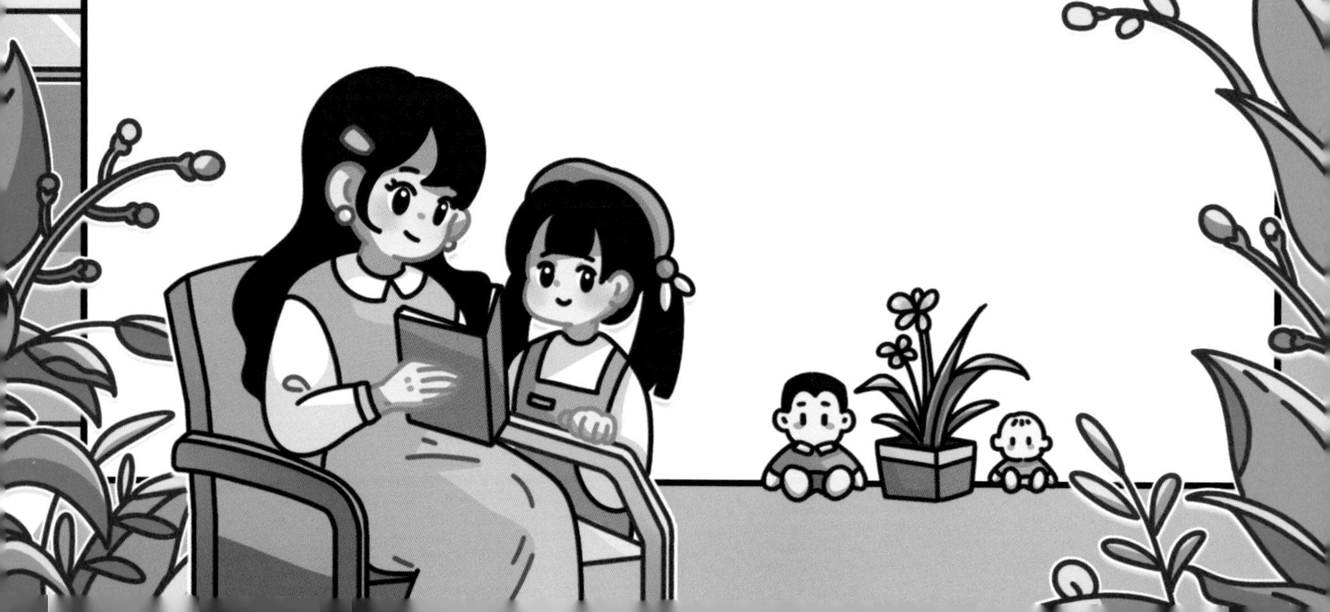

01

孕育期

预防宝宝唇腭裂，准妈妈要小心

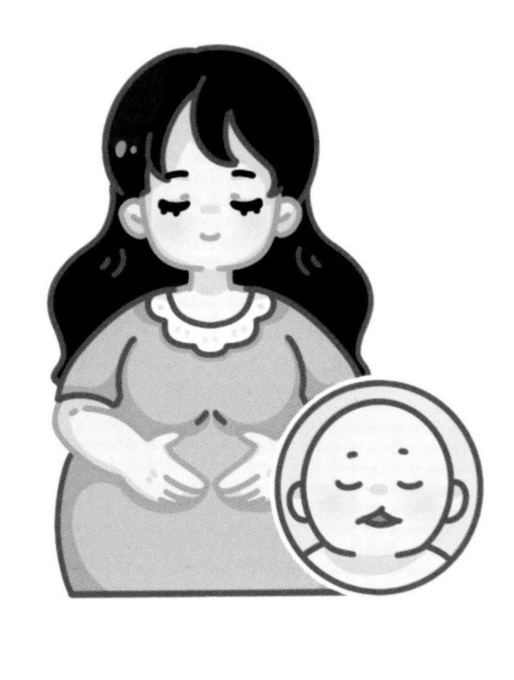

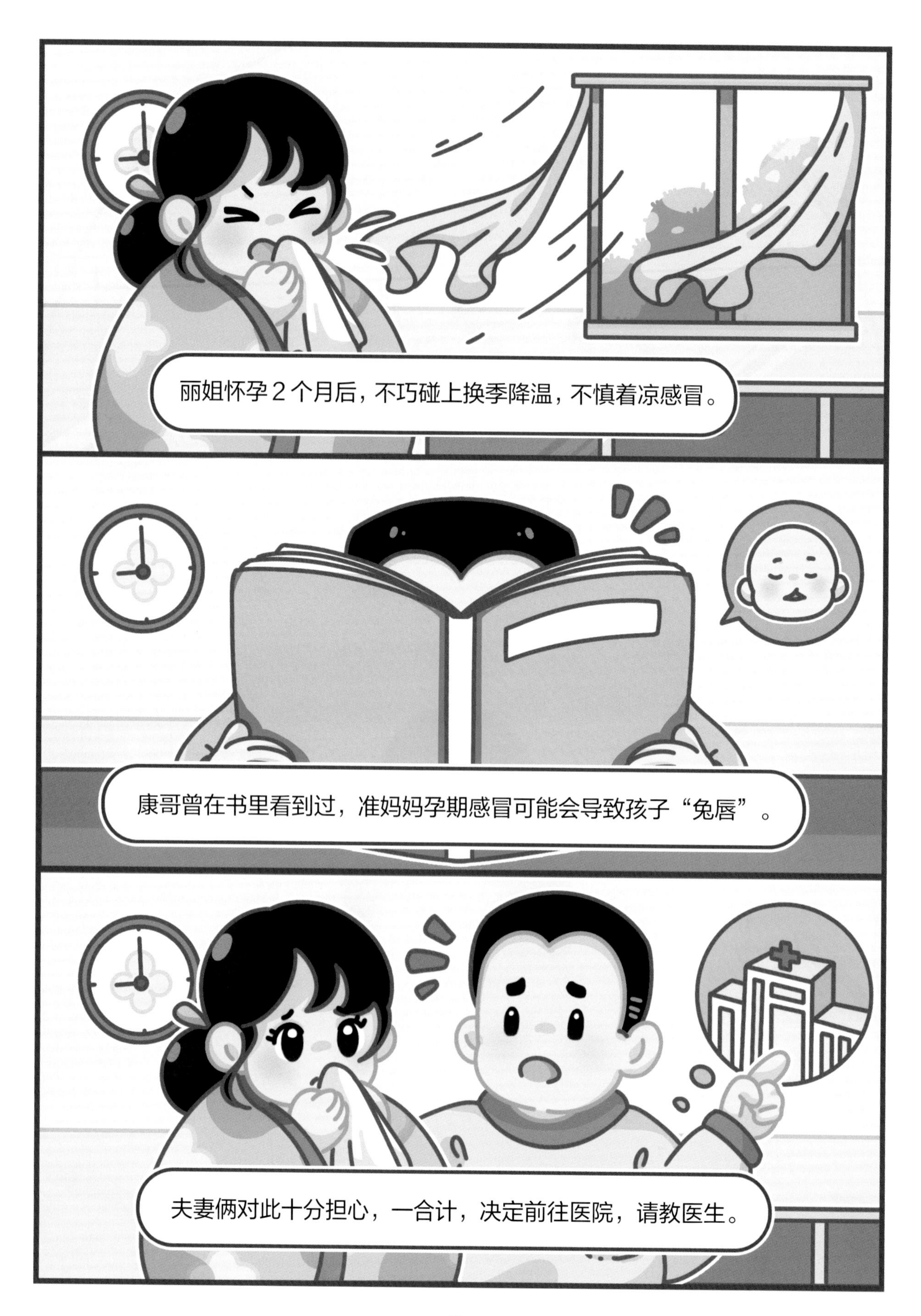
丽姐怀孕 2 个月后，不巧碰上换季降温，不慎着凉感冒。
康哥曾在书里看到过，准妈妈孕期感冒可能会导致孩子“兔唇”。
夫妻俩对此十分担心，一合计，决定前往医院，请教医生。

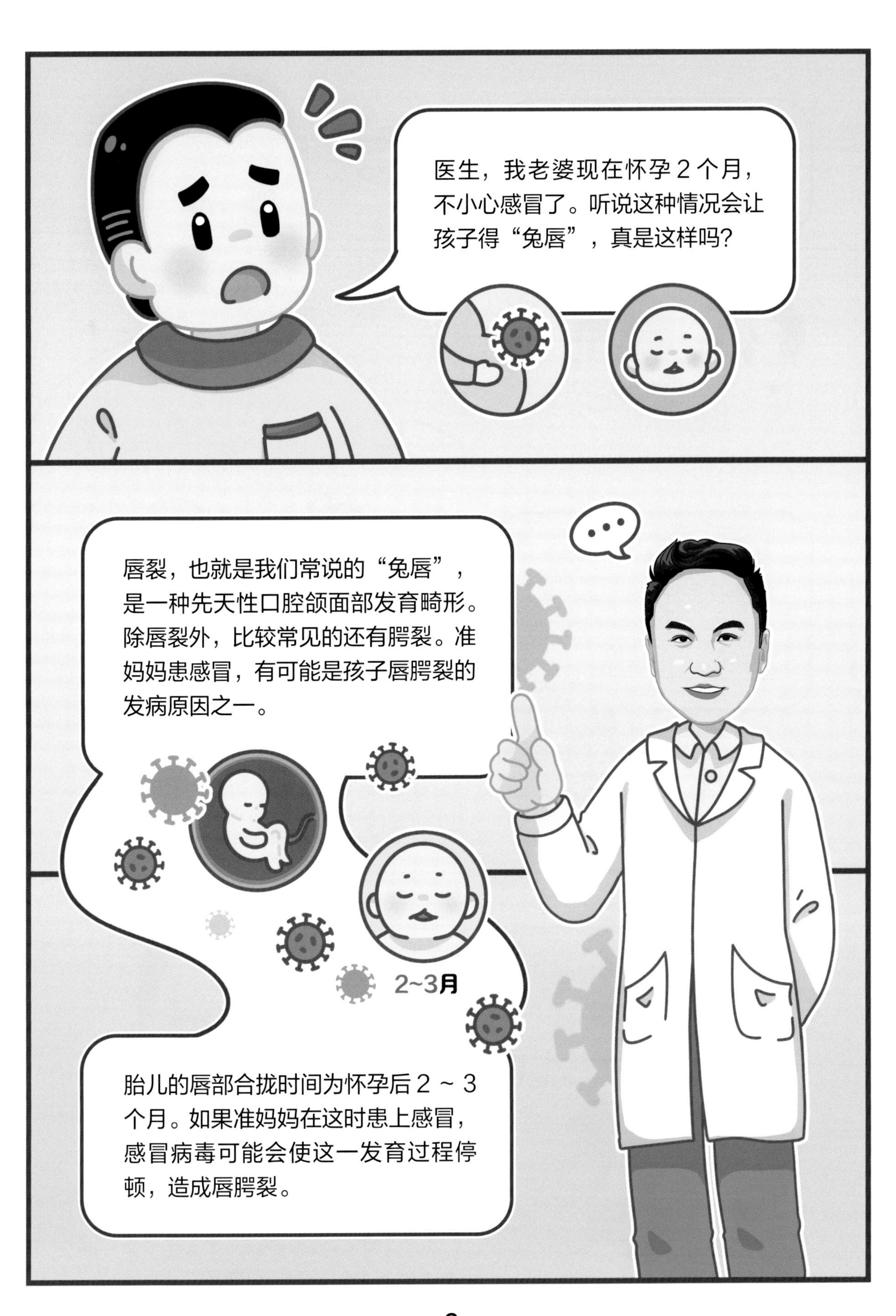

医生，我老婆现在怀孕 2 个月，不小心感冒了。听说这种情况会让孩子得“兔唇”，真是这样吗?
唇裂，也就是我们常说的“兔唇”，是一种先天性口腔颌面部发育畸形。除唇裂外，比较常见的还有腭裂。准妈妈患感冒，有可能是孩子唇腭裂的发病原因之一。
2~3月
胎儿的唇部合拢时间为怀孕后 2 ~ 3 个月。如果准妈妈在这时患上感冒，感冒病毒可能会使这一发育过程停顿，造成唇腭裂。

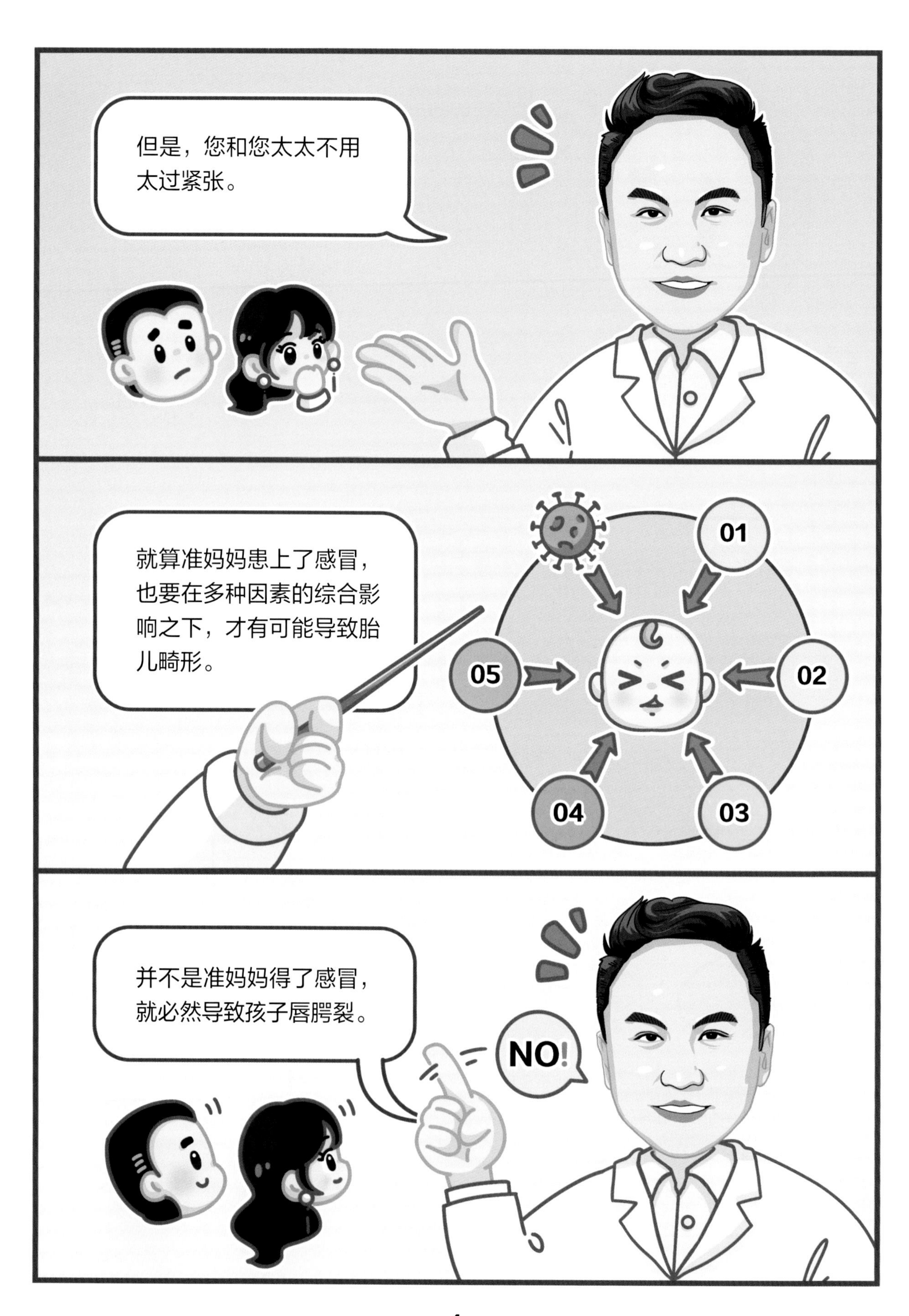
但是，您和您太太不用太过紧张。
就算准妈妈患上了感冒，也要在多种因素的综合影响之下，才有可能导致胎儿畸形。
01
02
03
04
05
并不是准妈妈得了感冒，就必然导致孩子唇腭裂。
NO!

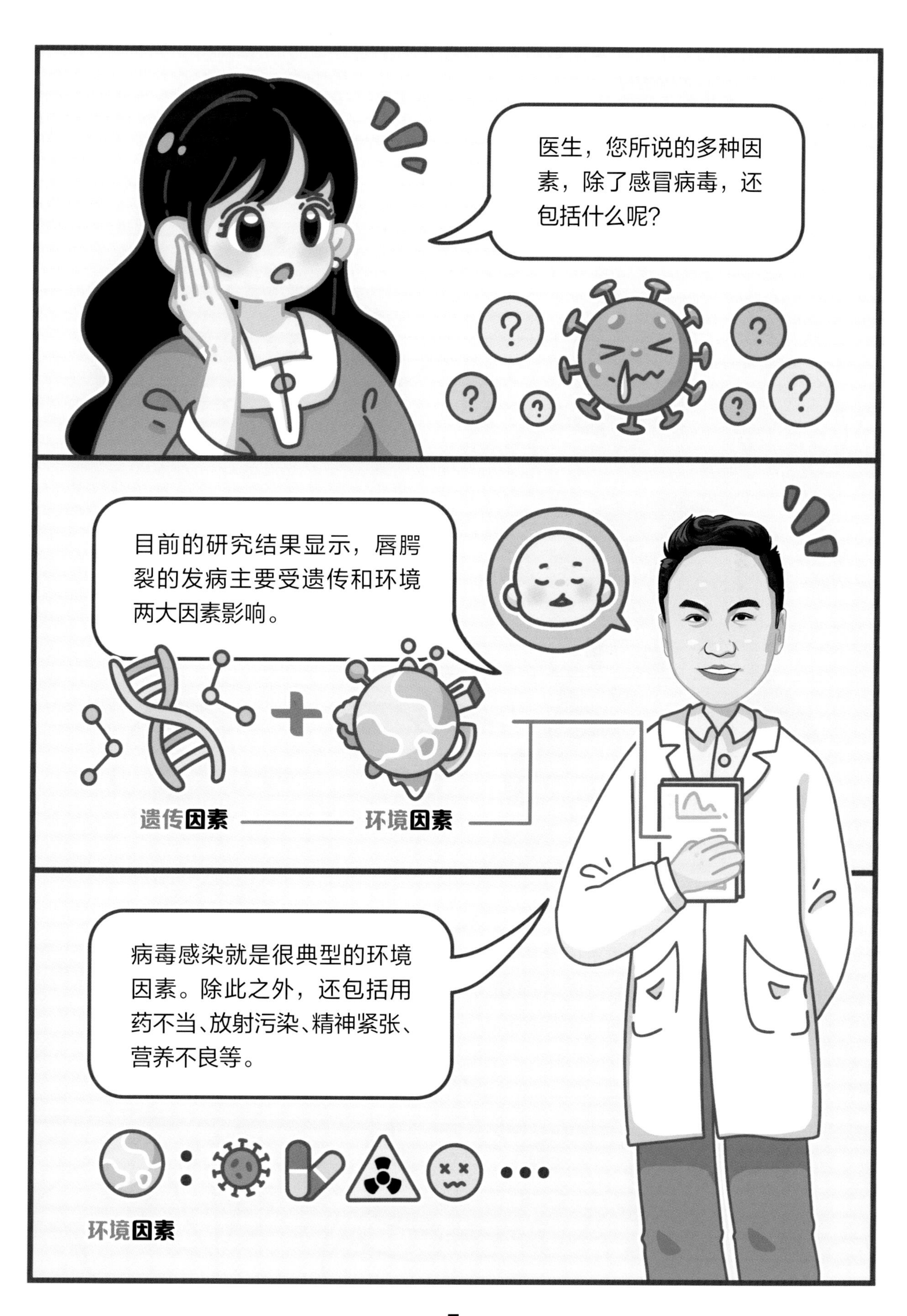
医生，您所说的多种因素，除了感冒病毒，还包括什么呢？
目前的研究结果显示，唇腭裂的发病主要受遗传和环境两大因素影响。
遗传因素
环境因素
病毒感染就是很典型的环境因素。除此之外，还包括用药不当、放射污染、精神紧张、营养不良等。
环境因素

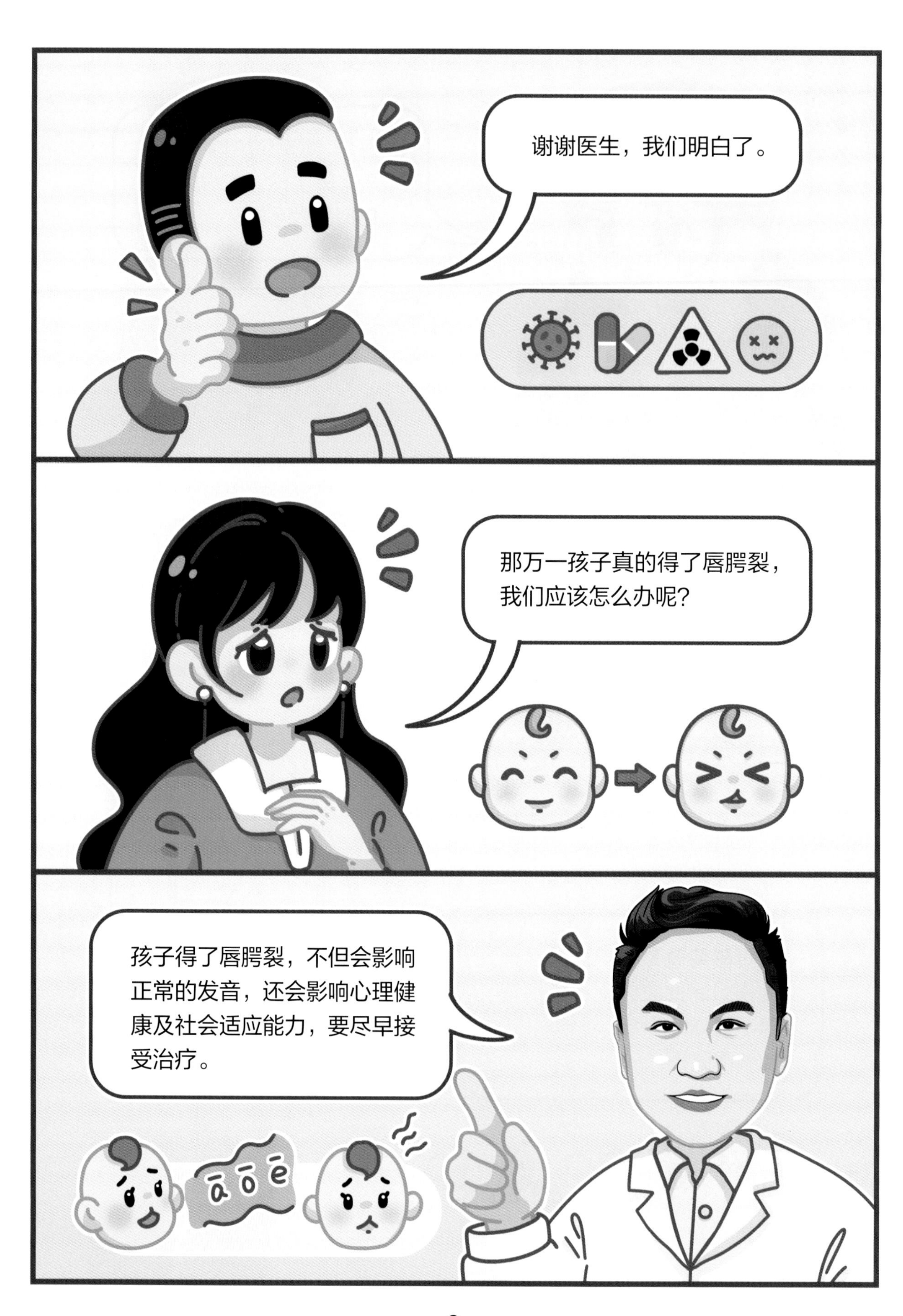
谢谢医生，我们明白了。
那万一孩子真的得了唇腭裂，
我们应该怎么办呢？
孩子得了唇腭裂，不但会影响
正常的发音，还会影响心理健
康及社会适应能力，要尽早接
受治疗。
ā ō ē

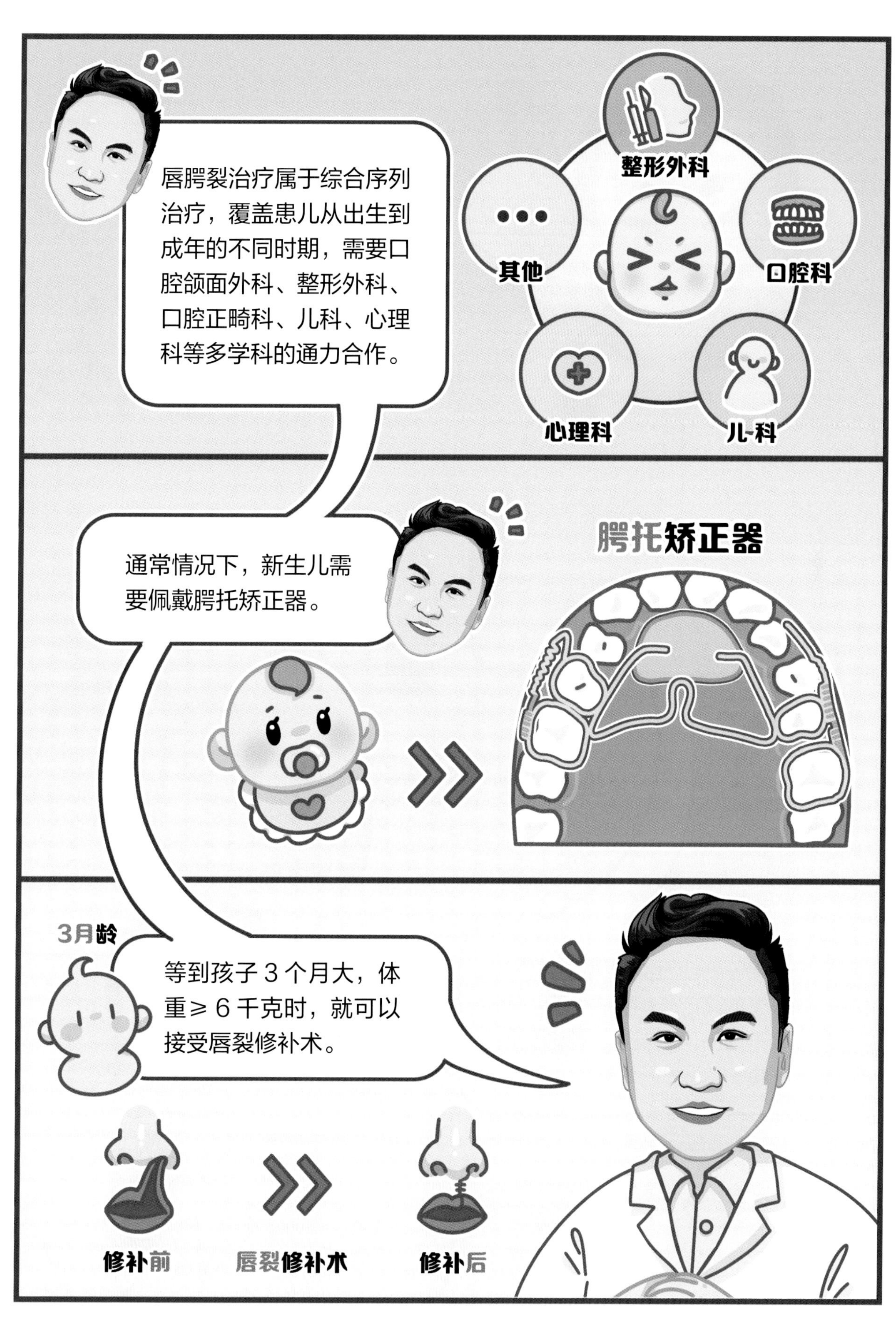

唇腭裂治疗属于综合序列治疗，覆盖患儿从出生到成年的不同时期，需要口腔颌面外科、整形外科、口腔正畸科、儿科、心理科等多学科的通力合作。
整形外科
其他
口腔科
心理科
儿科
通常情况下，新生儿需要佩戴腭托矫正器。
腭托矫正器
3月龄
等到孩子 3 个月大，体重≥ 6 千克时，就可以接受唇裂修补术。
修补前
唇裂修补术
修补后

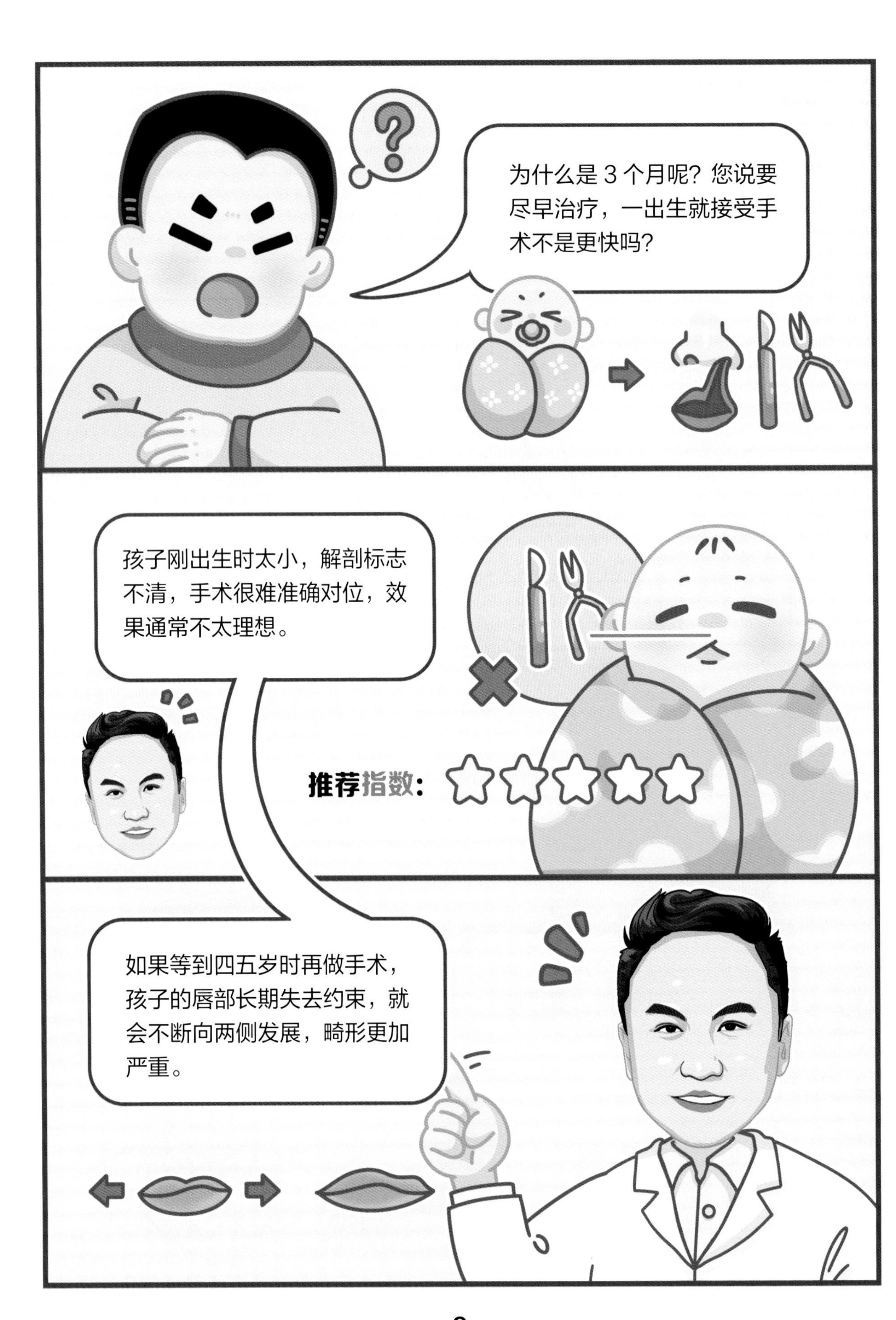
为什么是 3 个月呢？您说要尽早治疗，一出生就接受手术不是更快吗？
孩子刚出生时太小，解剖标志不清，手术很难准确对位，效果通常不太理想。
推荐指数：
如果等到四五岁时再做手术，孩子的唇部长期失去约束，就会不断向两侧发展，畸形更加严重。

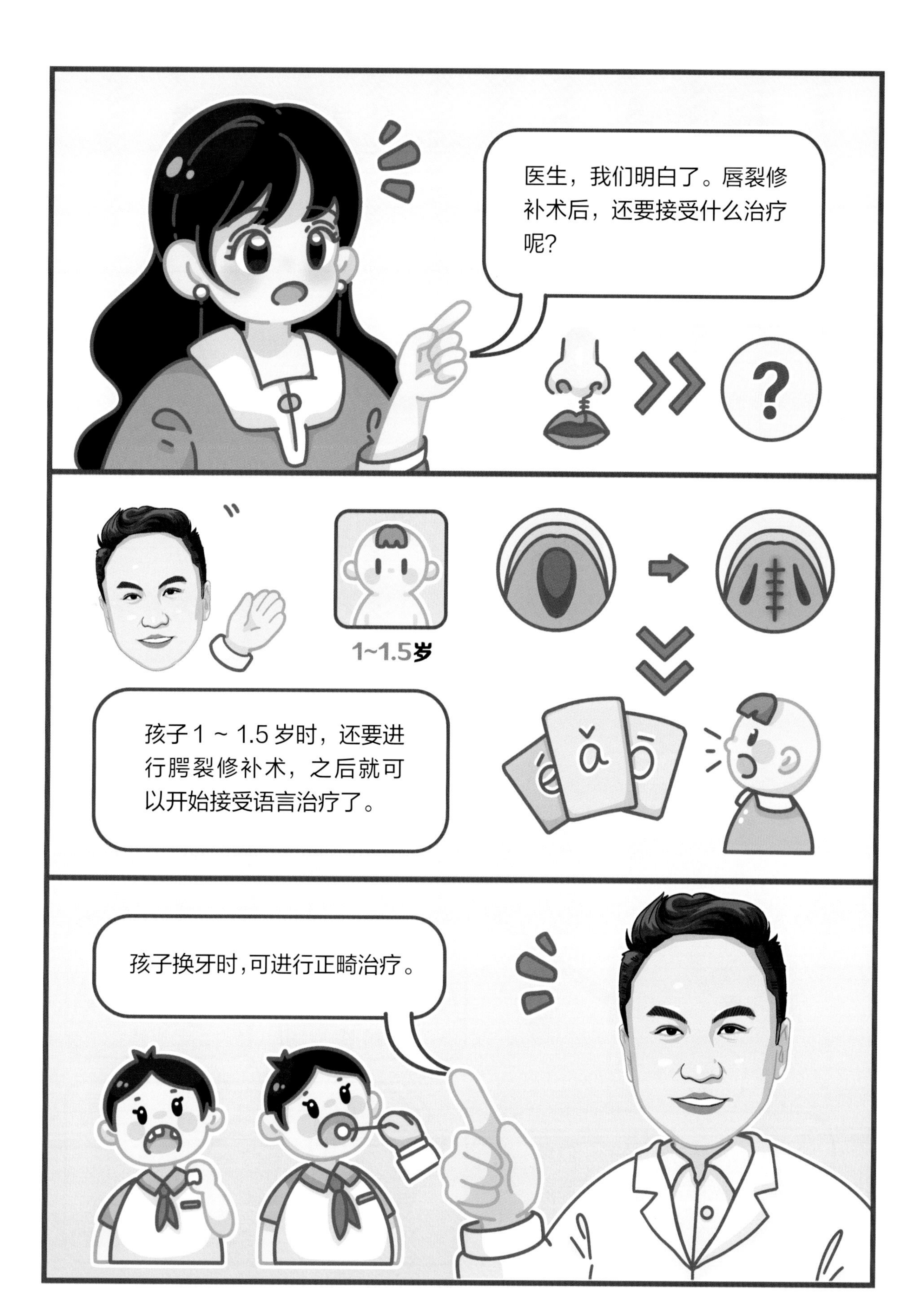
医生，我们明白了。唇裂修补术后，还要接受什么治疗呢？
1~1.5岁
ǎ
孩子1～1.5岁时，还要进行腭裂修补术，之后就可以开始接受语言治疗了。
孩子换牙时,可进行正畸治疗。

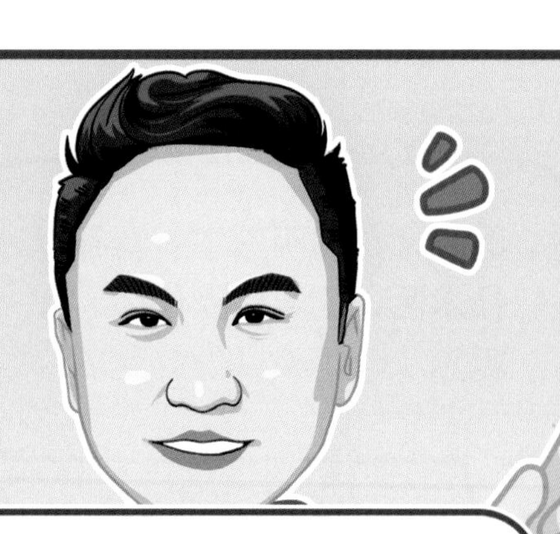

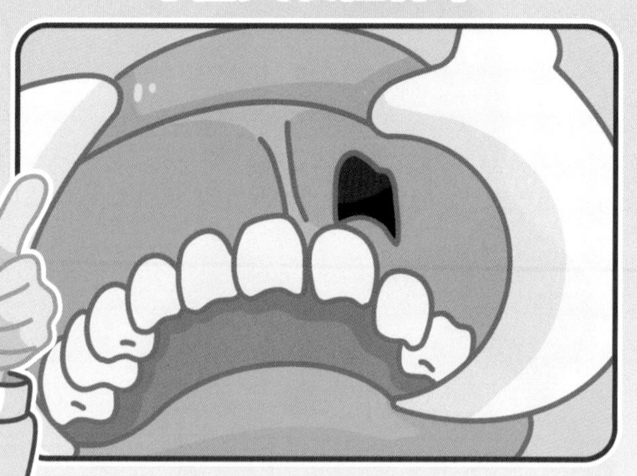

孩子 9 岁左右时，可进行牙槽突裂植骨术。

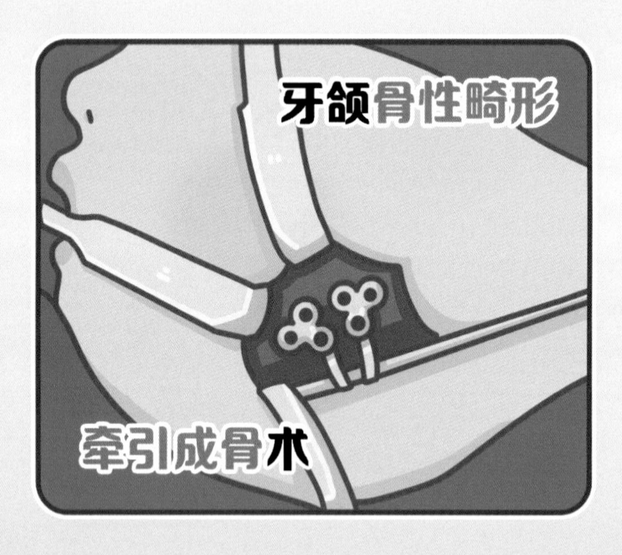

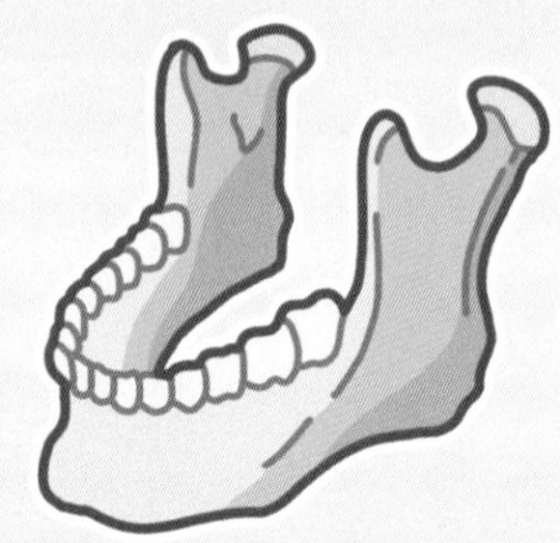

18岁左右
正颌手术

伴有牙颌骨性畸形的患儿，在 16~18 岁时，可能需要接受牵引成骨手术、正颌手术。

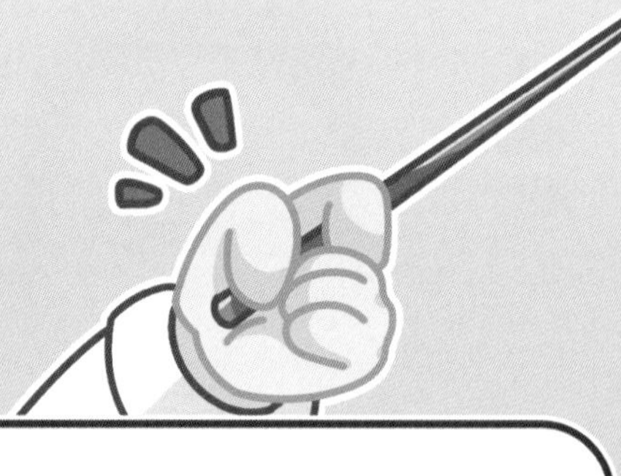

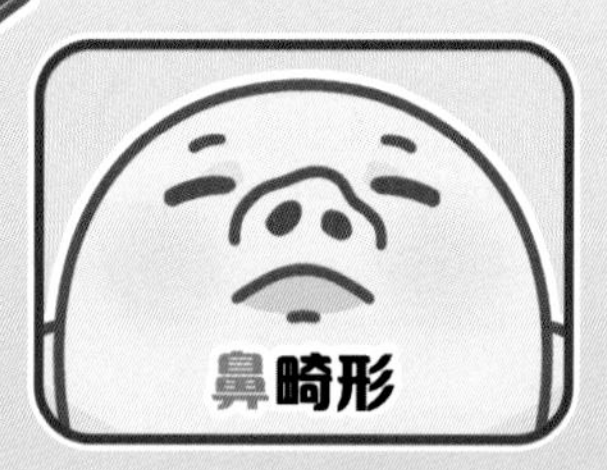

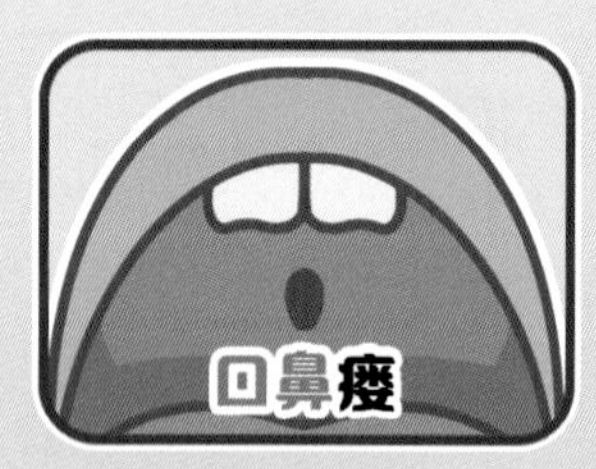

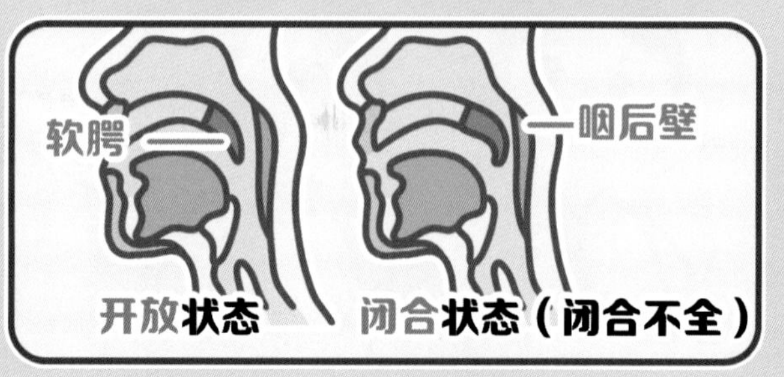

其间，如出现鼻畸形、口鼻瘘、腭咽闭合不全，可穿插其间分步、分期治疗。

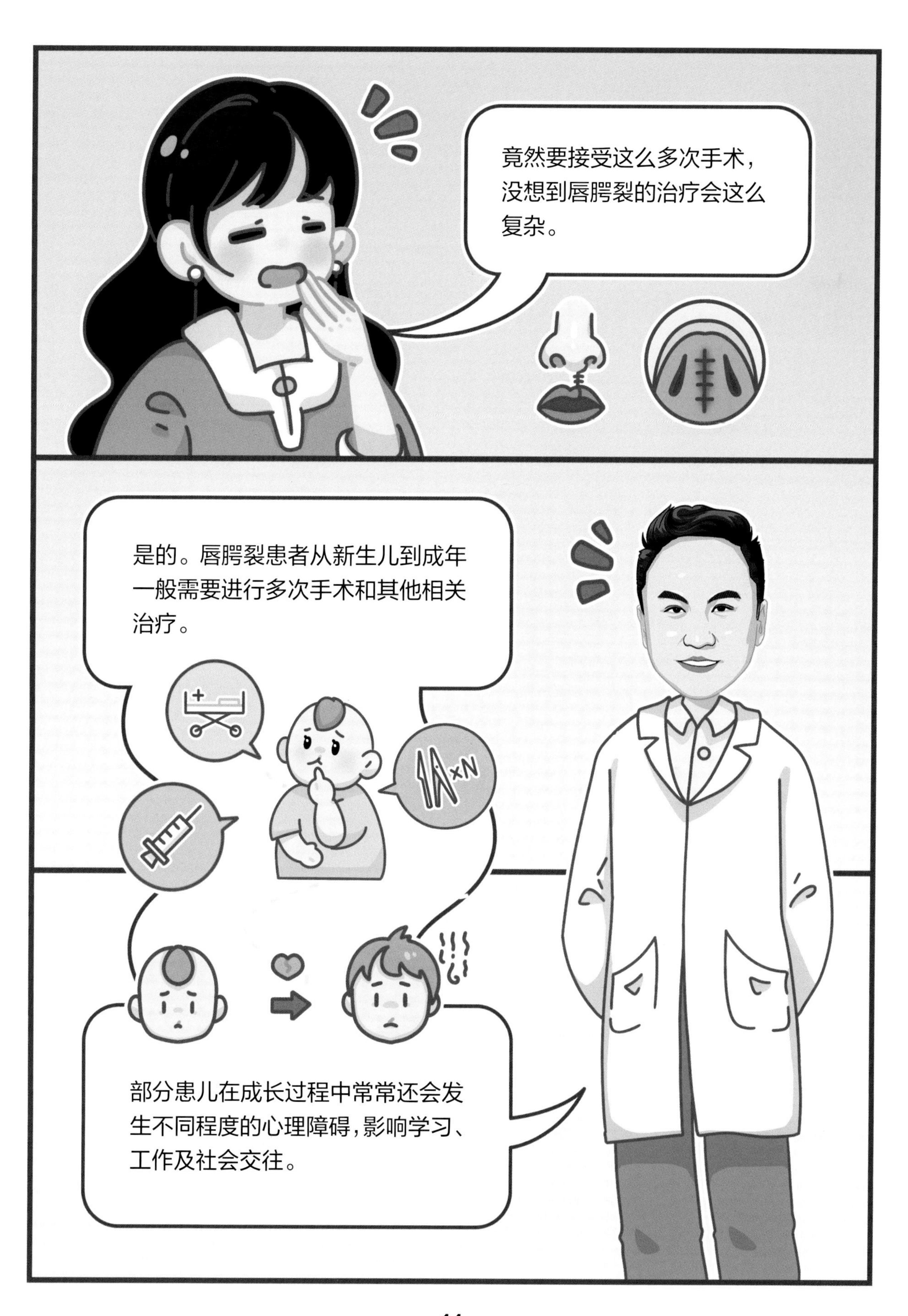
竟然要接受这么多次手术，
没想到唇腭裂的治疗会这么
复杂。
是的。唇腭裂患者从新生儿到成年
一般需要进行多次手术和其他相关
治疗。
×N
部分患儿在成长过程中常常还会发
生不同程度的心理障碍，影响学习、
工作及社会交往。

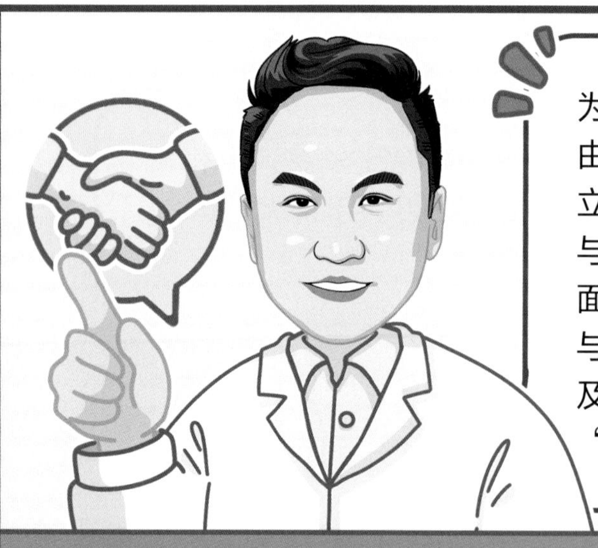
为了贯彻优生优育政策，提高人口素质，由上海市卫生健康委员会批准上海九院成立“上海市儿童颅颌面筛查诊治中心”，与上海市儿童健康基金会共同建立“颅颌面畸形诊疗全过程管理公益项目”，同时与沪上九大产前诊断中心对接，满足患者及其家庭的救治需求，便于患儿优先进入“颅颌面畸形诊疗全程绿色通道”。

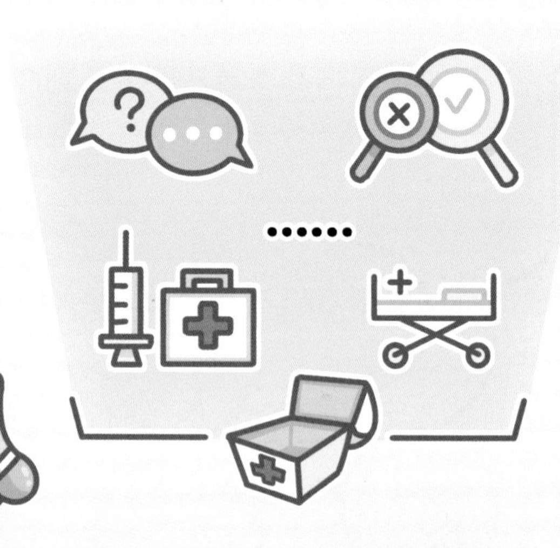
这个项目能为先天性颅颌面畸形患儿及家长提供早期筛查、诊断、遗传咨询、临床决策与生长发育阶段序列治疗为一体的全过程诊断管理，从而促进患儿在整个生长发育阶段的健康。

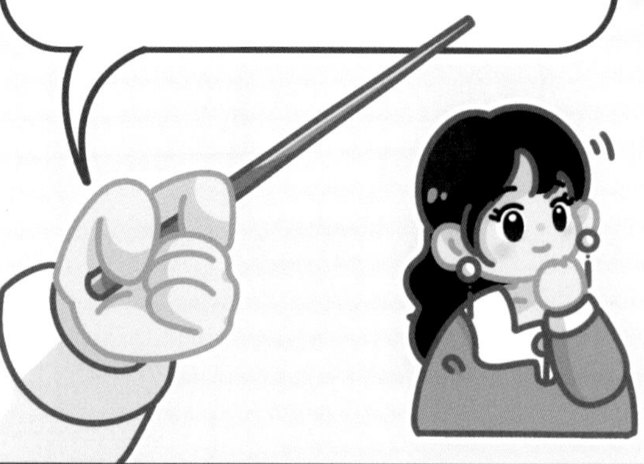
其实，最重要的还是准妈妈们在孕期的防护。

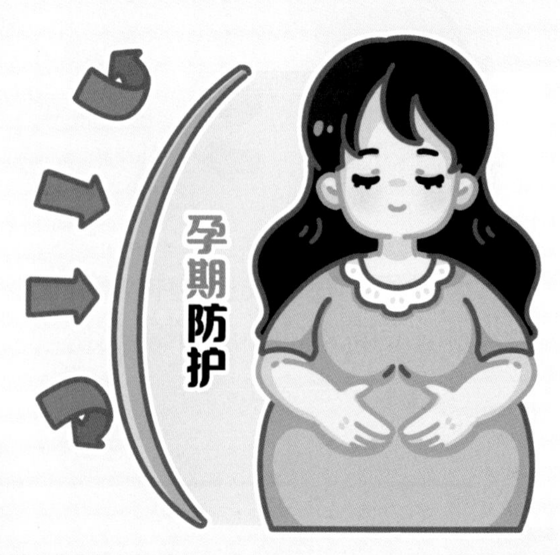
孕期防护

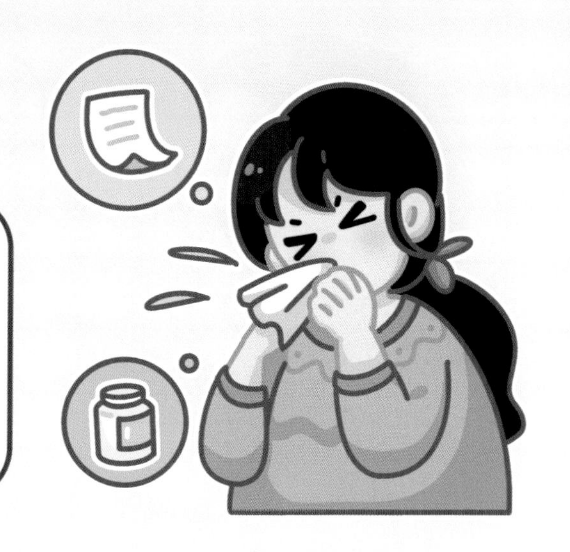
合理用药、定期产检
孕早期，准妈妈们一定要做好感冒预防；假如不慎患上感冒，也要在医生的指导下合理用药、定期产检。

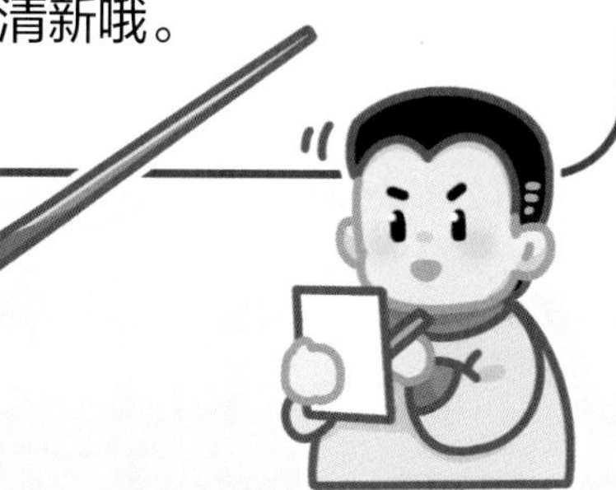
家属们平常也要多多注意，保证孕妇营养充分、精神愉快。居室要时常通风、确保空气清新哦。

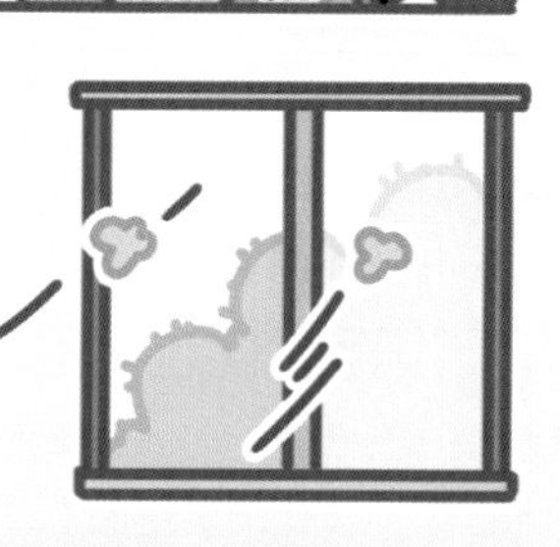
保证
营养充分
时常
通风

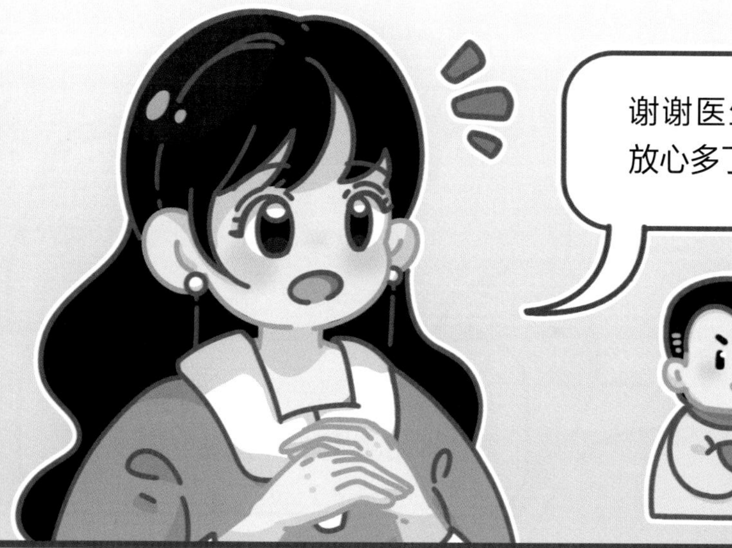
谢谢医生，听您说完，我们放心多了。

谢谢医生!

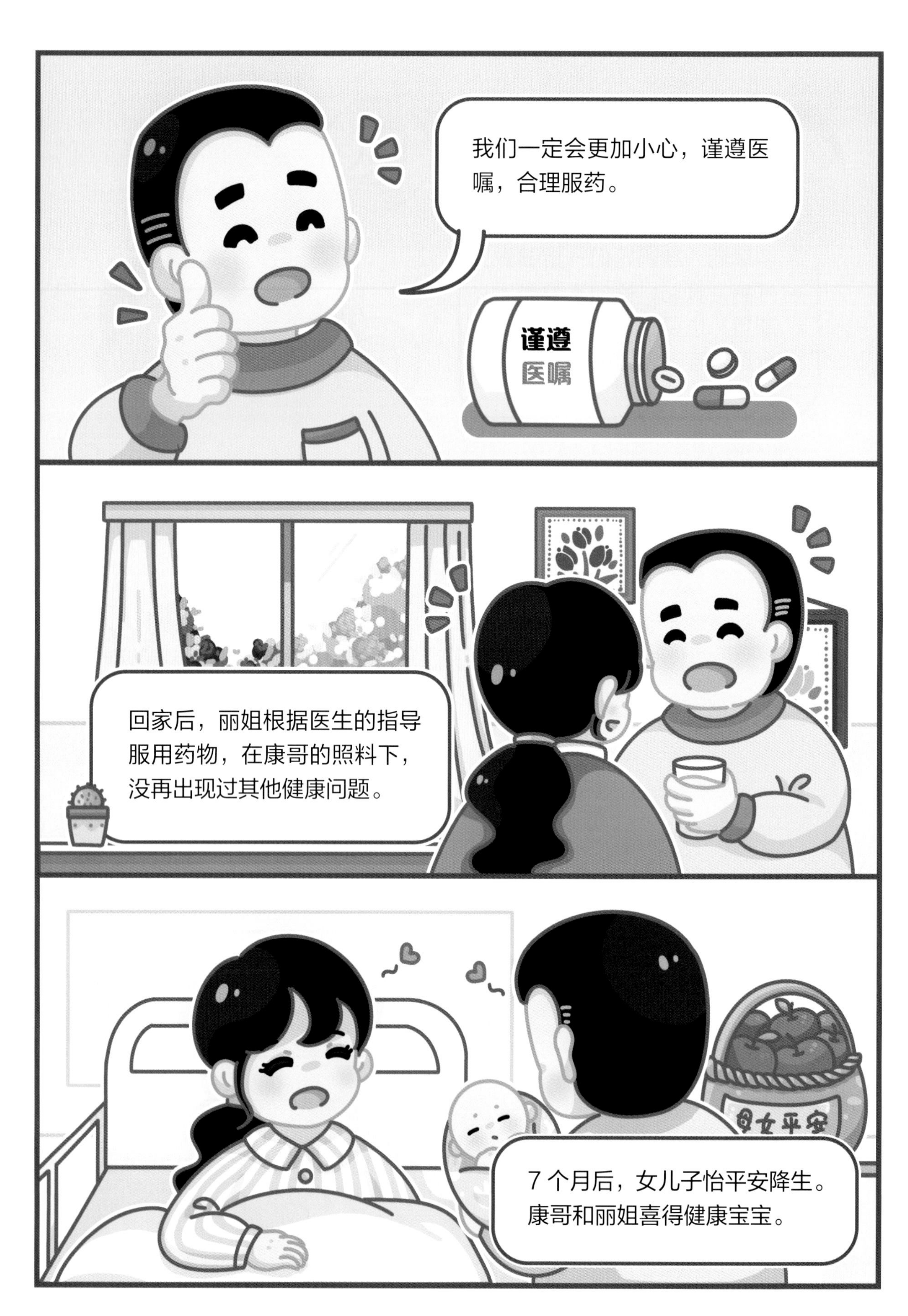
我们一定会更加小心，谨遵医嘱，合理服药。
谨遵
医嘱
回家后，丽姐根据医生的指导服用药物，在康哥的照料下，没再出现过其他健康问题。
母女平安
7 个月后，女儿子怡平安降生。康哥和丽姐喜得健康宝宝。

02

学龄前

包皮环切手术，保护“丁丁”健康

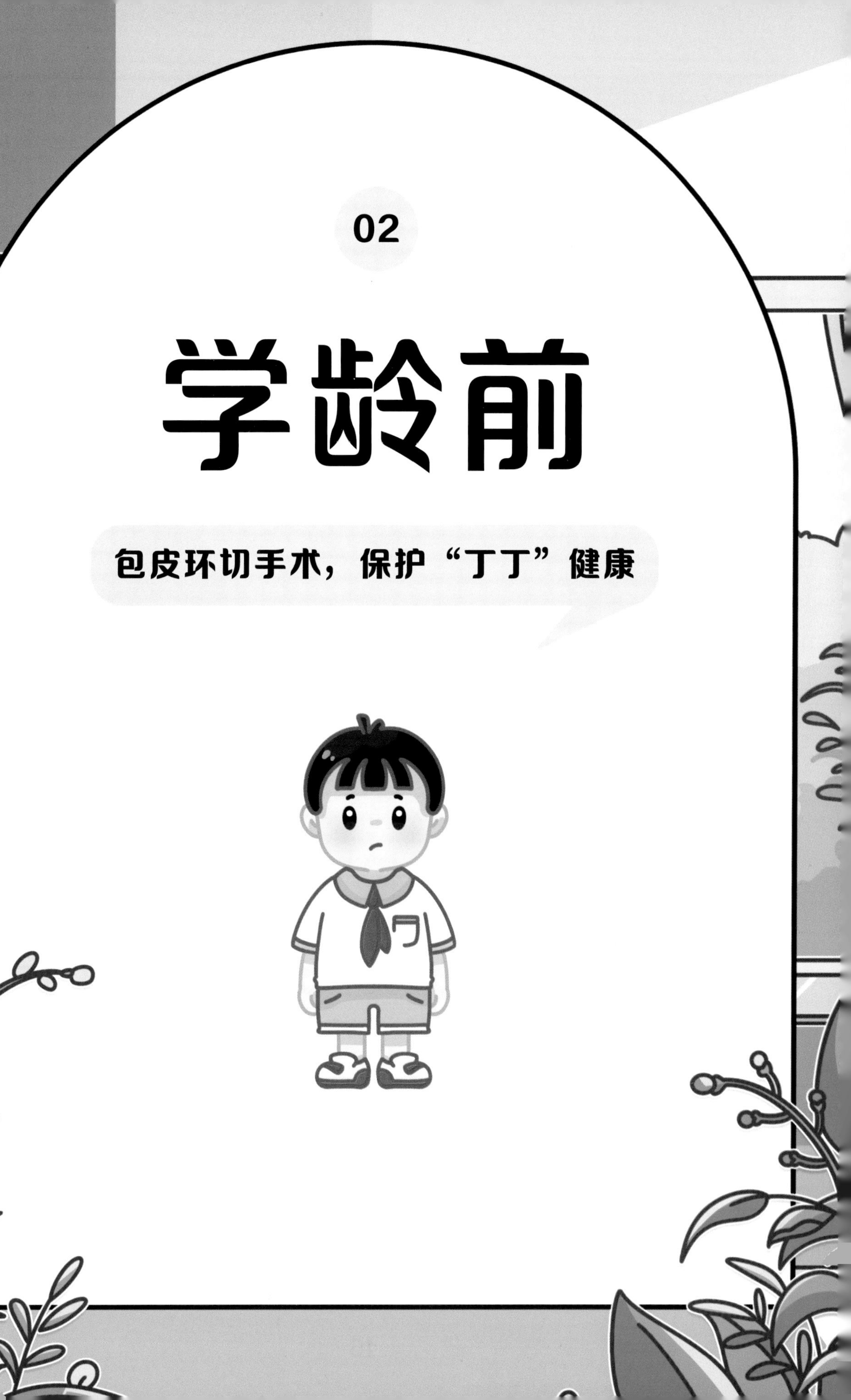

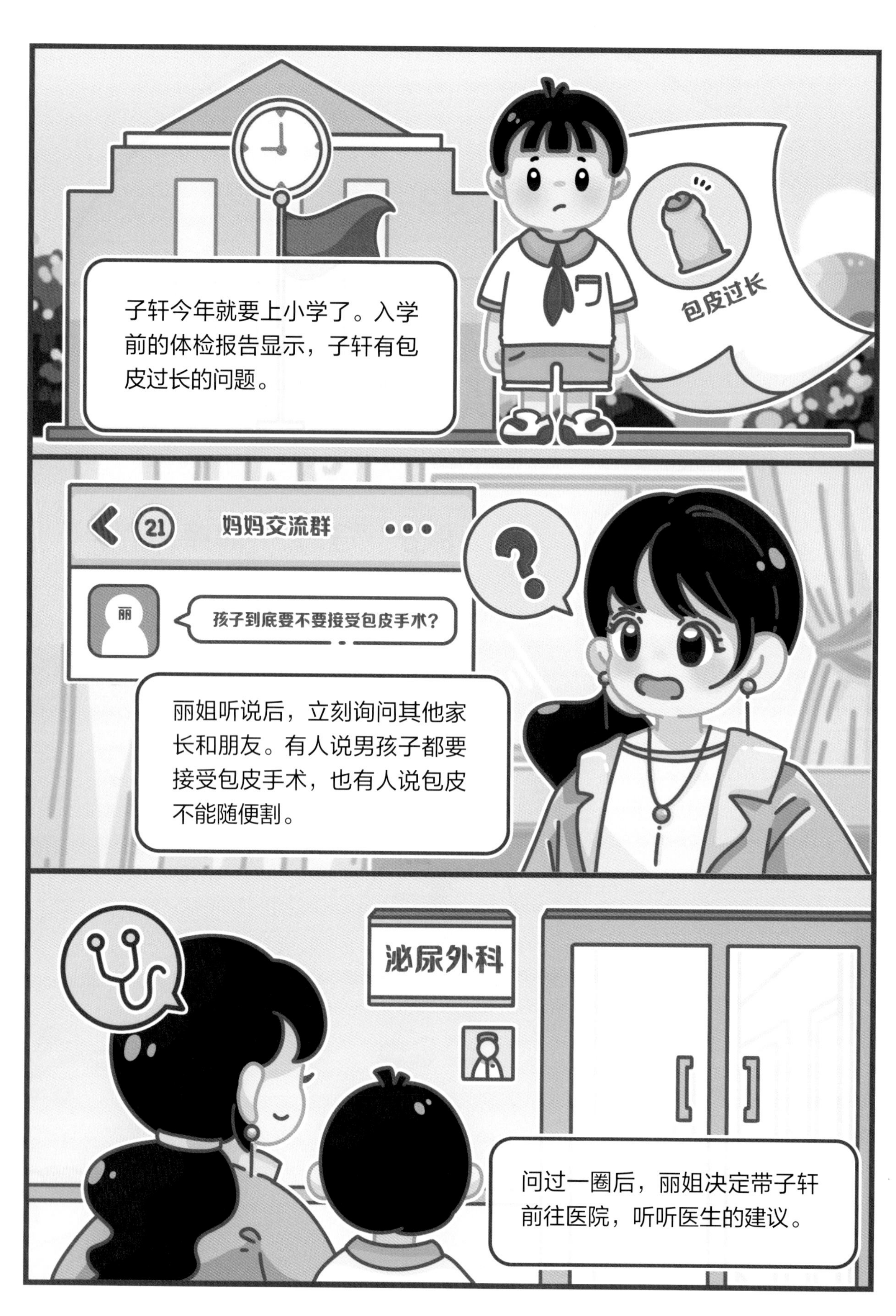
子轩今年就要上小学了。入学前的体检报告显示，子轩有包皮过长的问题。
包皮过长
妈妈交流群
21
丽
孩子到底要不要接受包皮手术？
丽姐听说后，立刻询问其他家长和朋友。有人说男孩子都要接受包皮手术，也有人说包皮不能随便割。
泌尿外科
问过一圈后，丽姐决定带子轩前往医院，听听医生的建议。

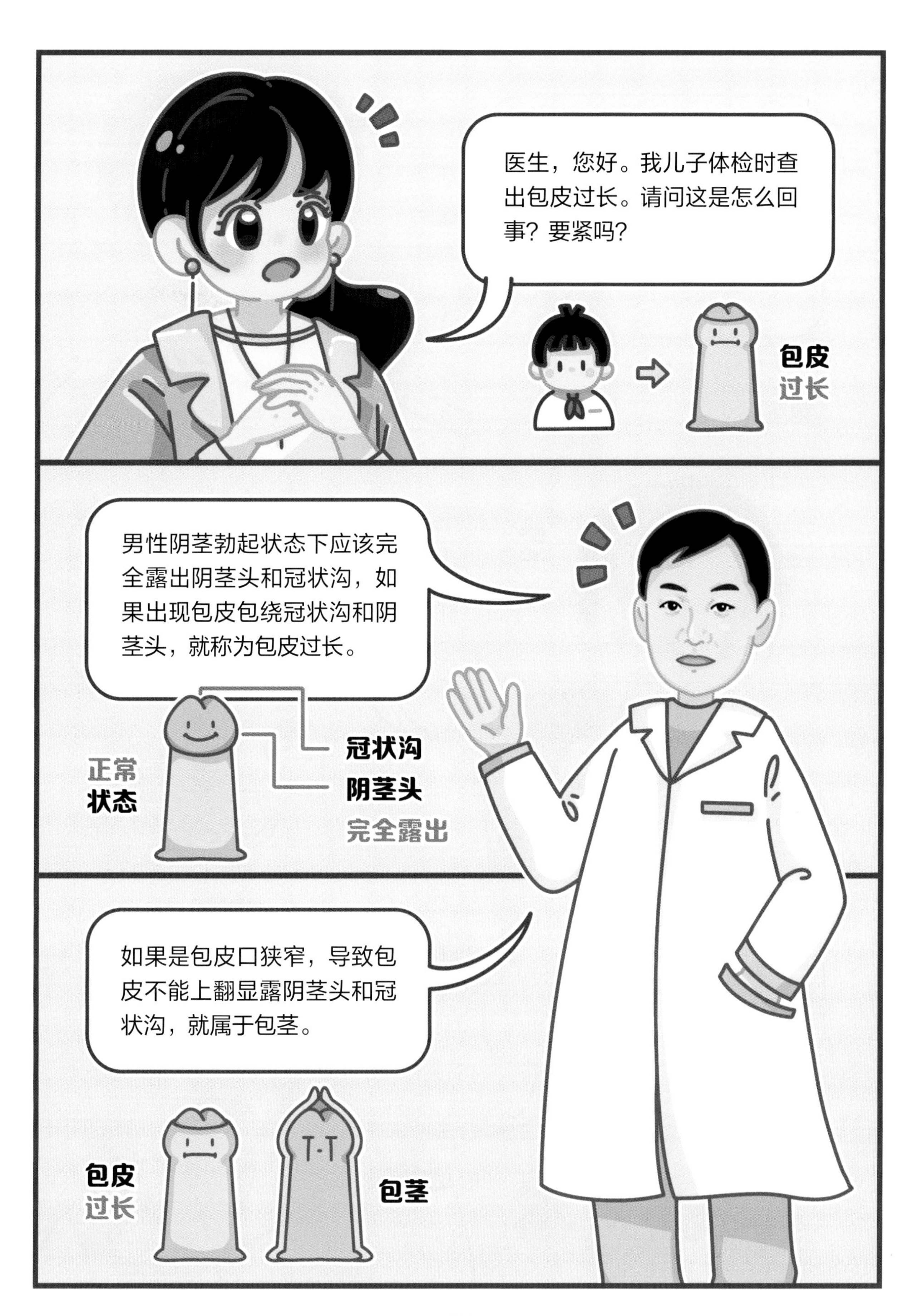
医生，您好。我儿子体检时查出包皮过长。请问这是怎么回事？要紧吗？
包皮
过长
男性阴茎勃起状态下应该完全露出阴茎头和冠状沟，如果出现包皮包绕冠状沟和阴茎头，就称为包皮过长。
冠状沟
阴茎头
完全露出
正常
状态
如果是包皮口狭窄，导致包皮不能上翻显露阴茎头和冠状沟，就属于包茎。
包皮
过长
T·T
包茎

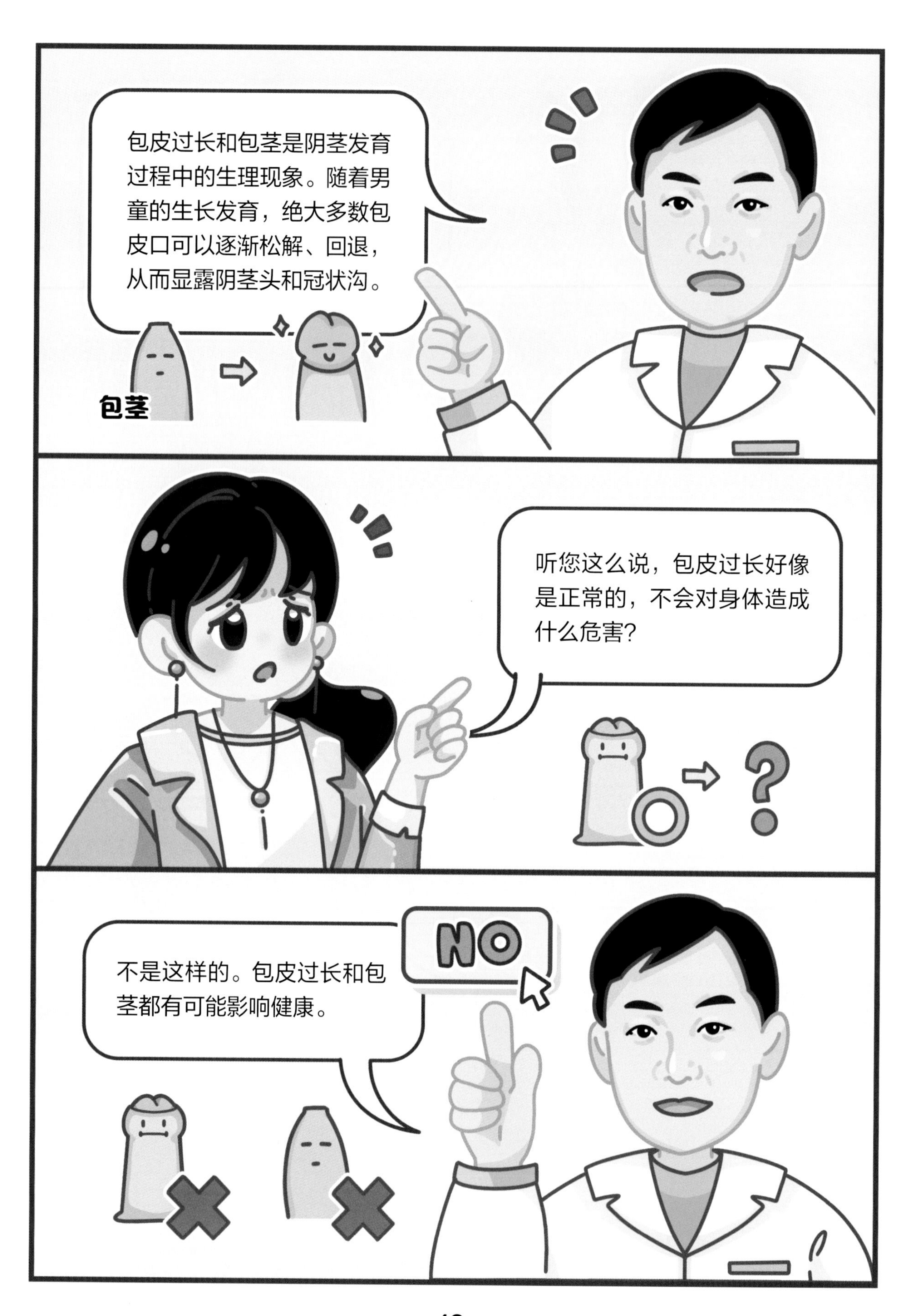
包皮过长和包茎是阴茎发育过程中的生理现象。随着男童的生长发育，绝大多数包皮口可以逐渐松解、回退，从而显露阴茎头和冠状沟。
包茎
听您这么说，包皮过长好像是正常的，不会对身体造成什么危害?
不是这样的。包皮过长和包茎都有可能影响健康。
NO

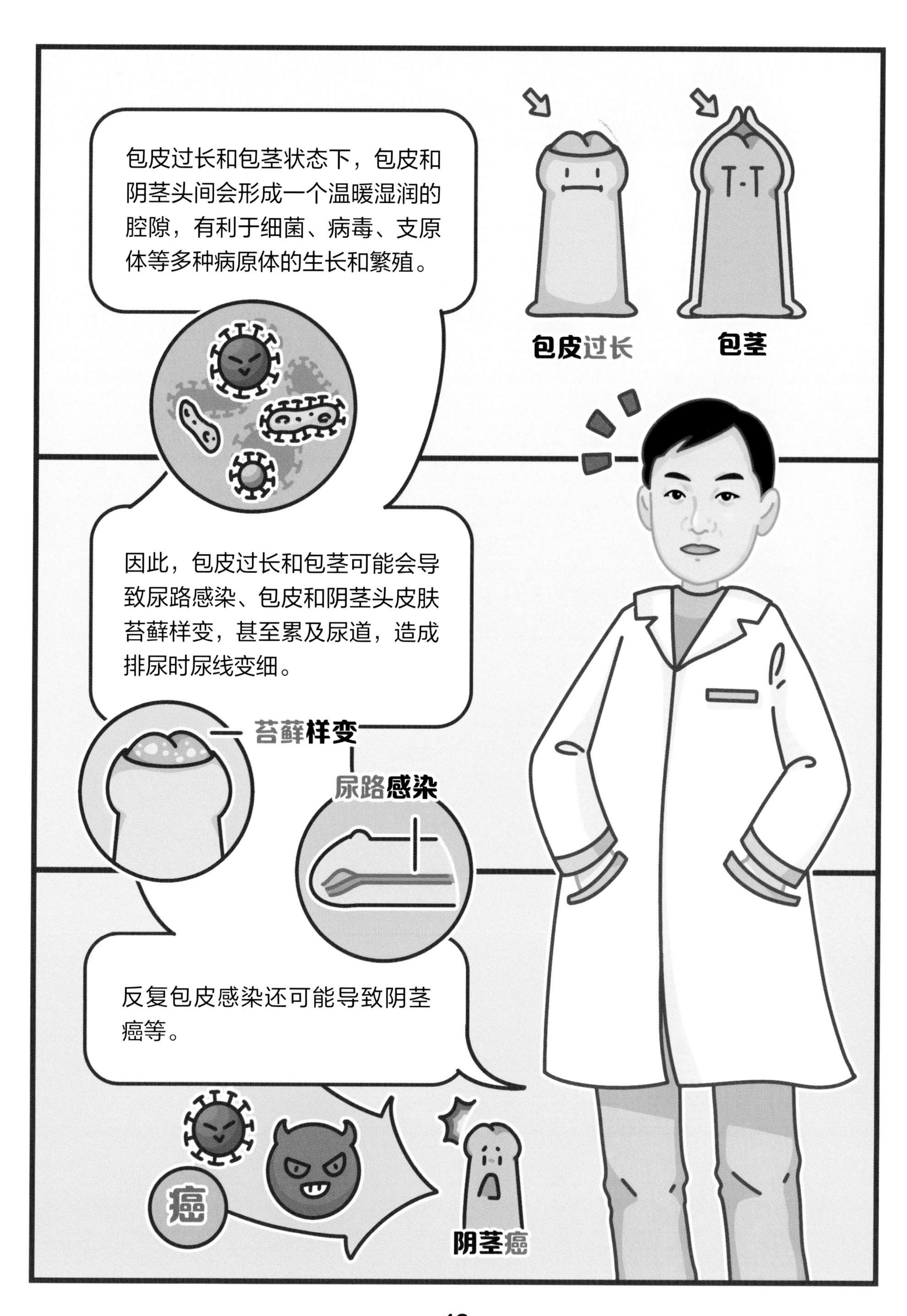
包皮过长和包茎状态下，包皮和阴茎头间会形成一个温暖湿润的腔隙，有利于细菌、病毒、支原体等多种病原体的生长和繁殖。
包皮过长
包茎
T·T
因此，包皮过长和包茎可能会导致尿路感染、包皮和阴茎头皮肤苔藓样变，甚至累及尿道，造成排尿时尿线变细。
苔藓样变
尿路感染
反复包皮感染还可能导致阴茎癌等。
癌
阴茎癌

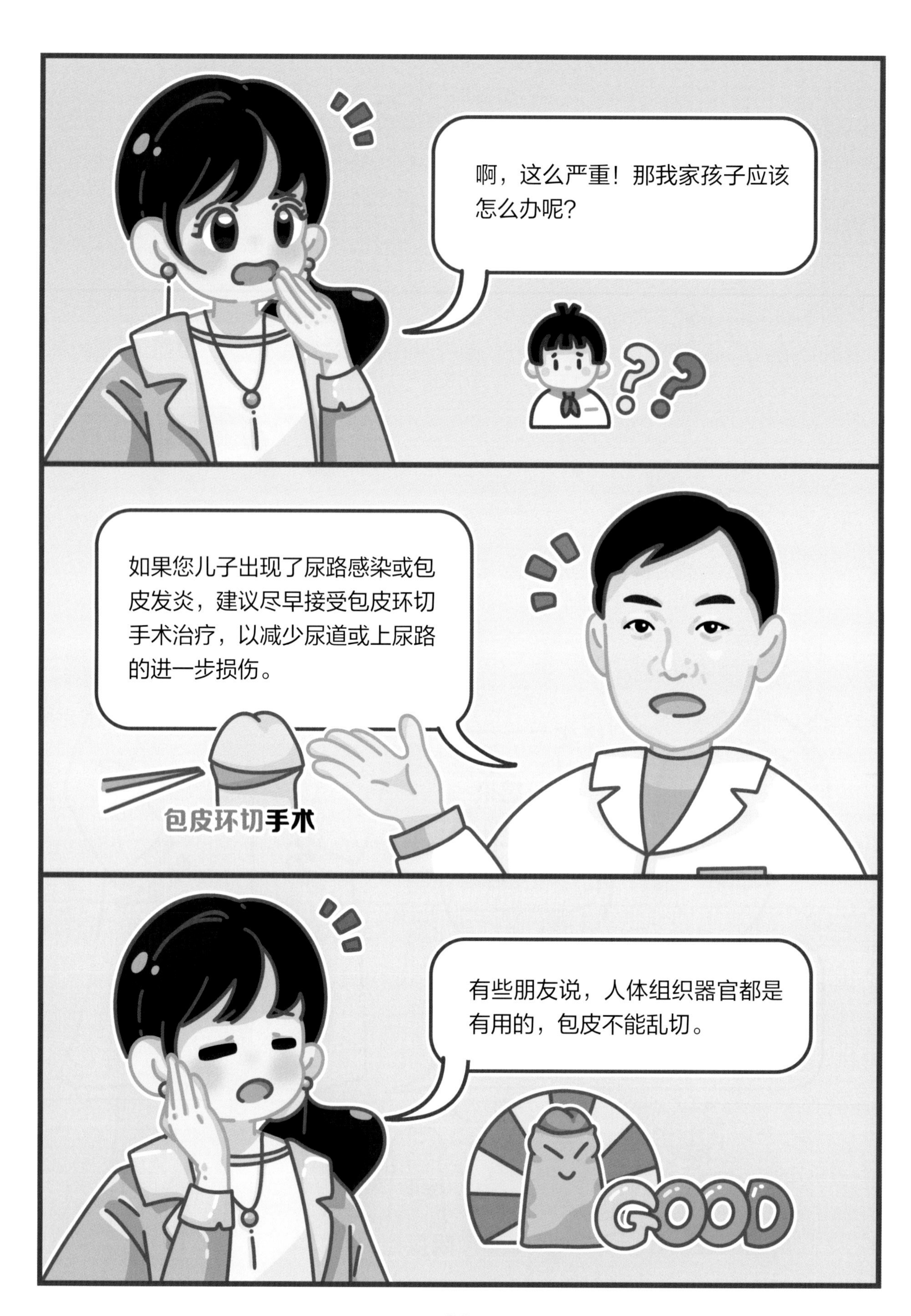
啊，这么严重！那我家孩子应该怎么办呢？
如果您儿子出现了尿路感染或包皮发炎，建议尽早接受包皮环切手术治疗，以减少尿道或上尿路的进一步损伤。
包皮环切手术
有些朋友说，人体组织器官都是有用的，包皮不能乱切。
GOOD

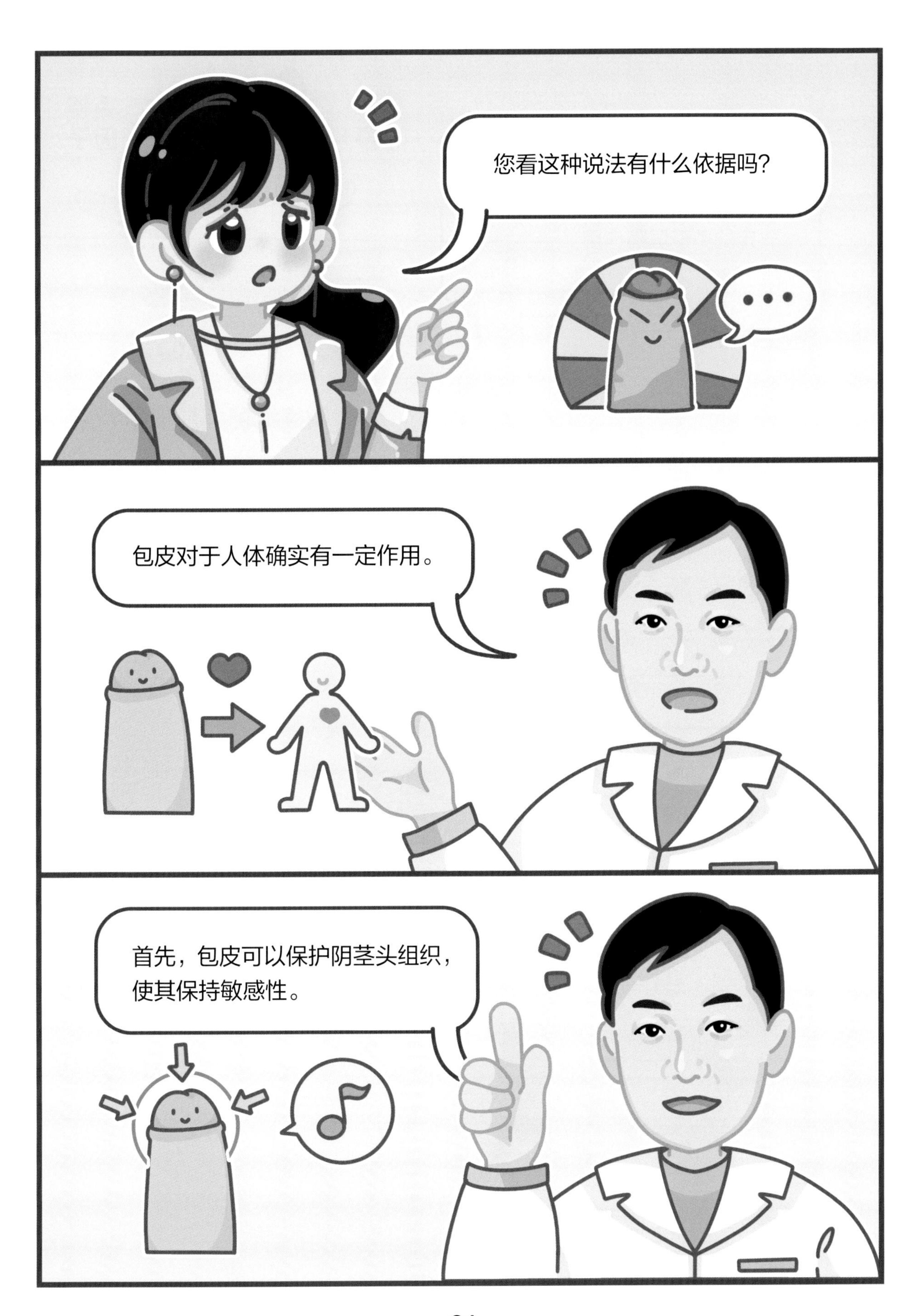
您看这种说法有什么依据吗？
包皮对于人体确实有一定作用。
首先，包皮可以保护阴茎头组织，
使其保持敏感性。

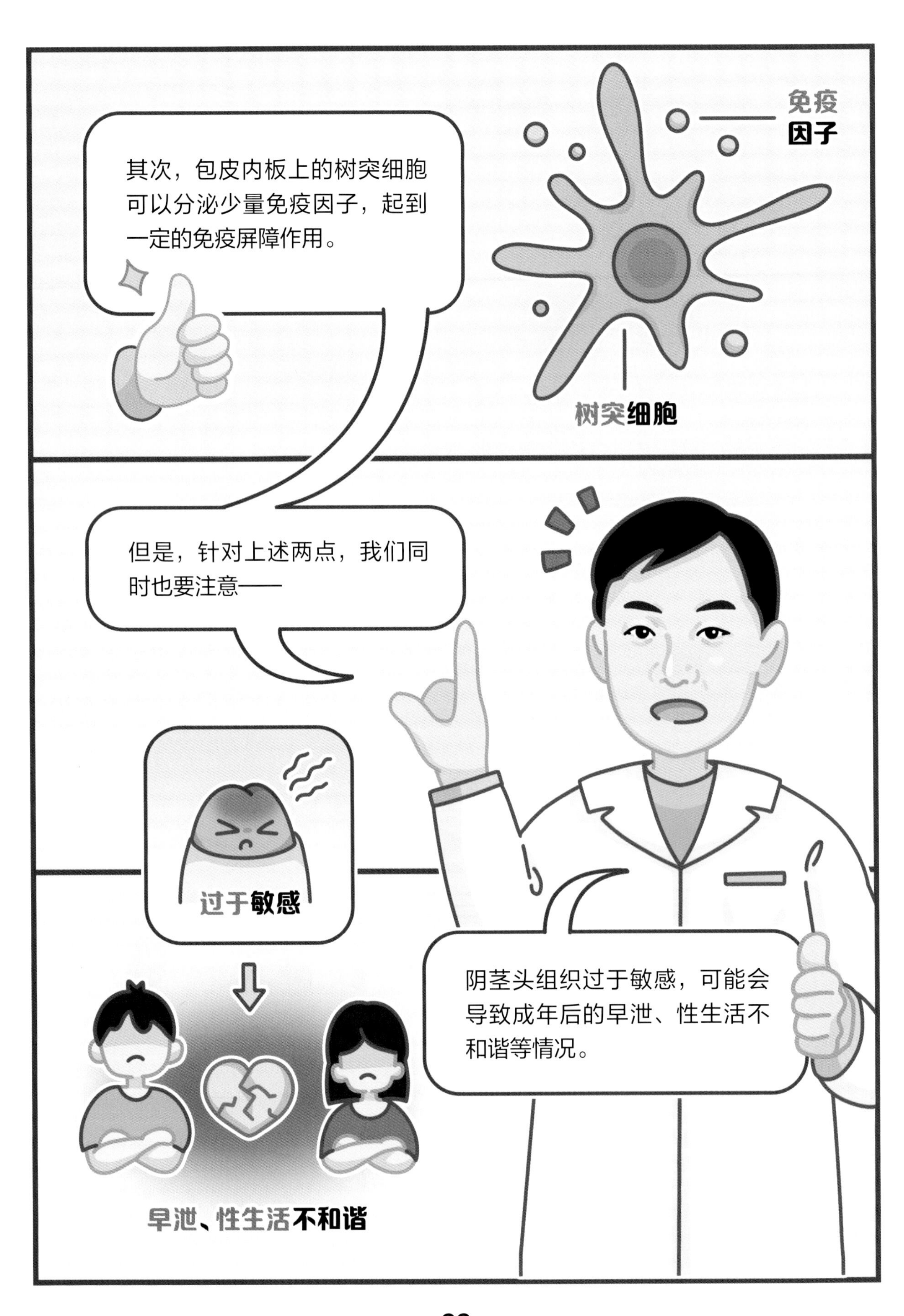
其次，包皮内板上的树突细胞可以分泌少量免疫因子，起到一定的免疫屏障作用。
免疫因子
树突细胞
但是，针对上述两点，我们同时也要注意——
过于敏感
早泄、性生活不和谐
阴茎头组织过于敏感，可能会导致成年后的早泄、性生活不和谐等情况。

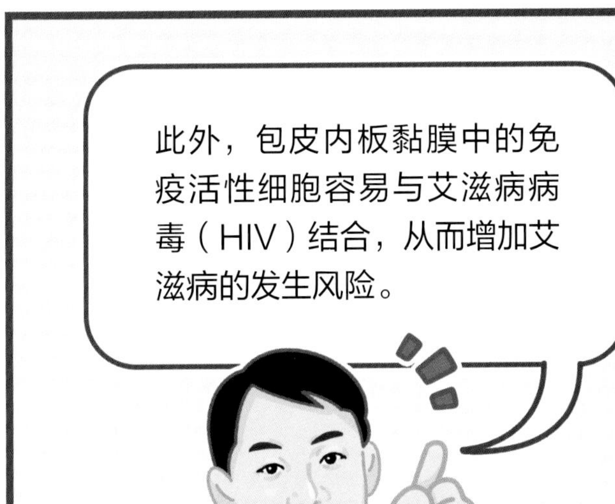
此外，包皮内板黏膜中的免疫活性细胞容易与艾滋病病毒（HIV）结合，从而增加艾滋病的发生风险。

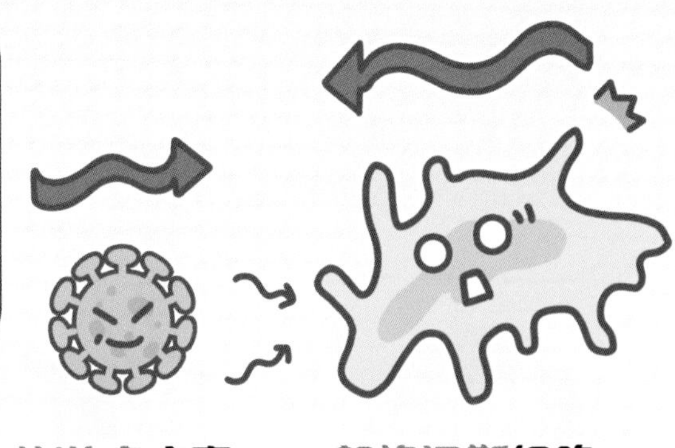
艾滋病病毒
（HIV）
朗格汉斯细胞

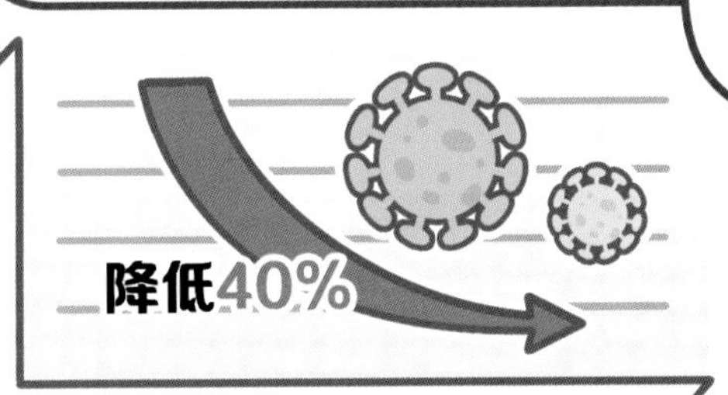
降低40%

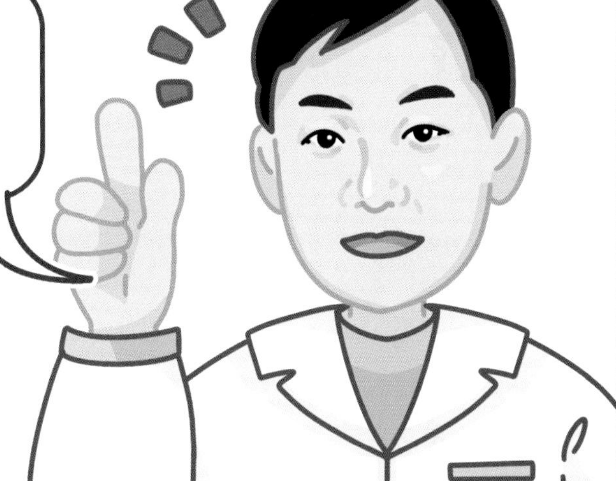
研究显示，非洲男性包皮环切后，艾滋病感染风险可降低 40%。

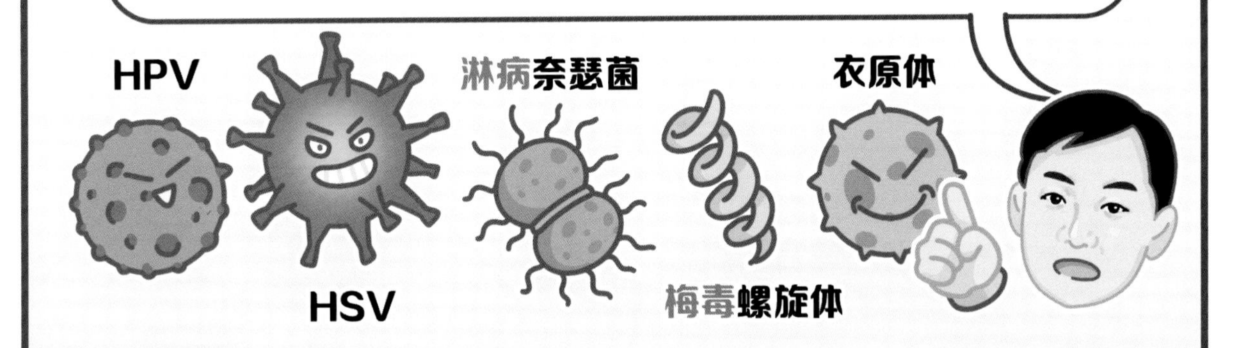
还有研究显示，包皮过长可能会传播人乳头瘤病毒（HPV）、疱疹病毒（HSV）、淋病奈瑟菌、梅毒螺旋体、衣原体等病原体。
HPV
HSV
淋病奈瑟菌
梅毒螺旋体
衣原体

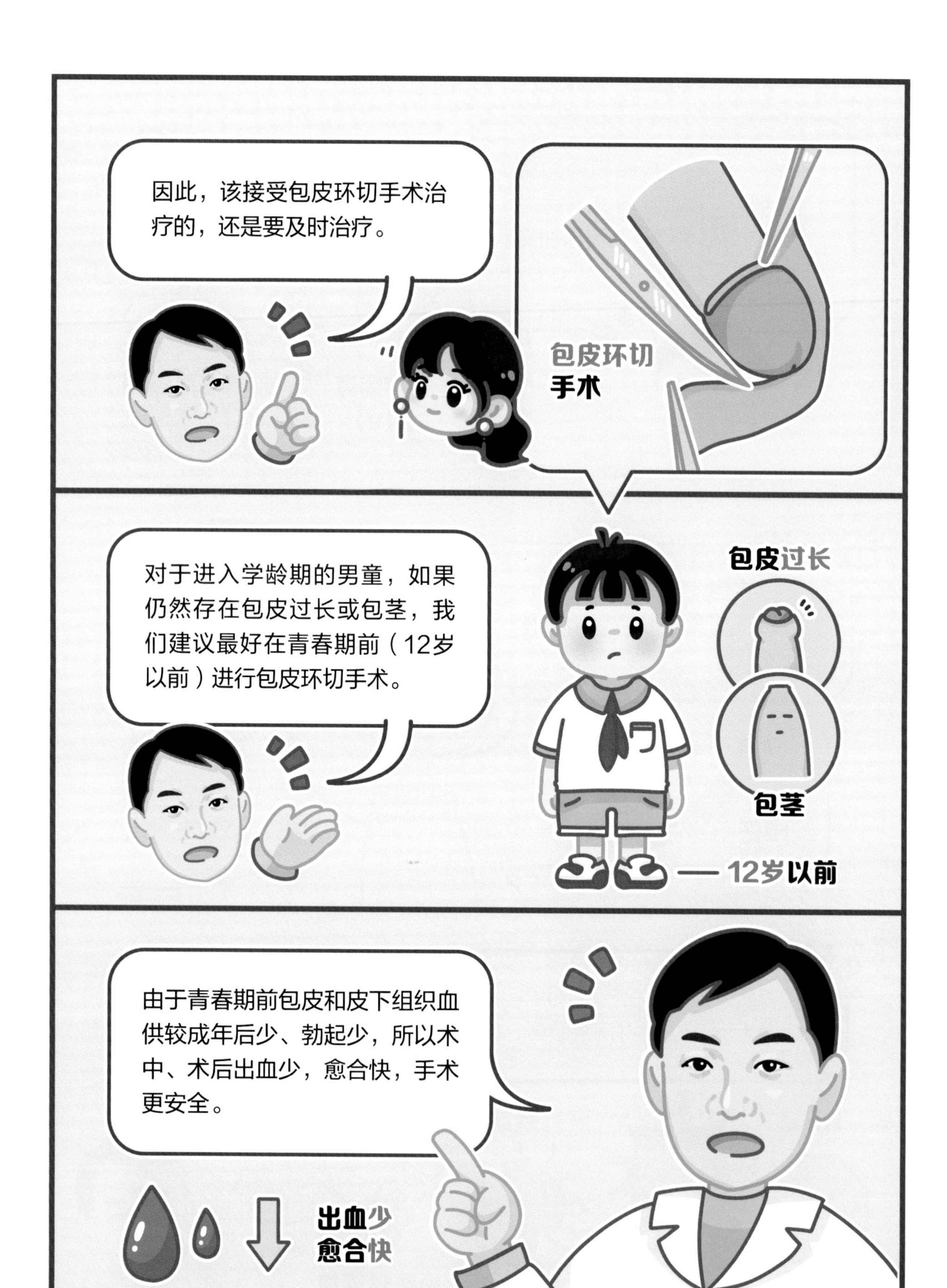

因此，该接受包皮环切手术治疗的，还是要及时治疗。
包皮环切
手术
对于进入学龄期的男童，如果仍然存在包皮过长或包茎，我们建议最好在青春期前（12岁以前）进行包皮环切手术。
包皮过长
包茎
12岁以前
由于青春期前包皮和皮下组织血供较成年后少、勃起少，所以术中、术后出血少，愈合快，手术更安全。
出血少
愈合快

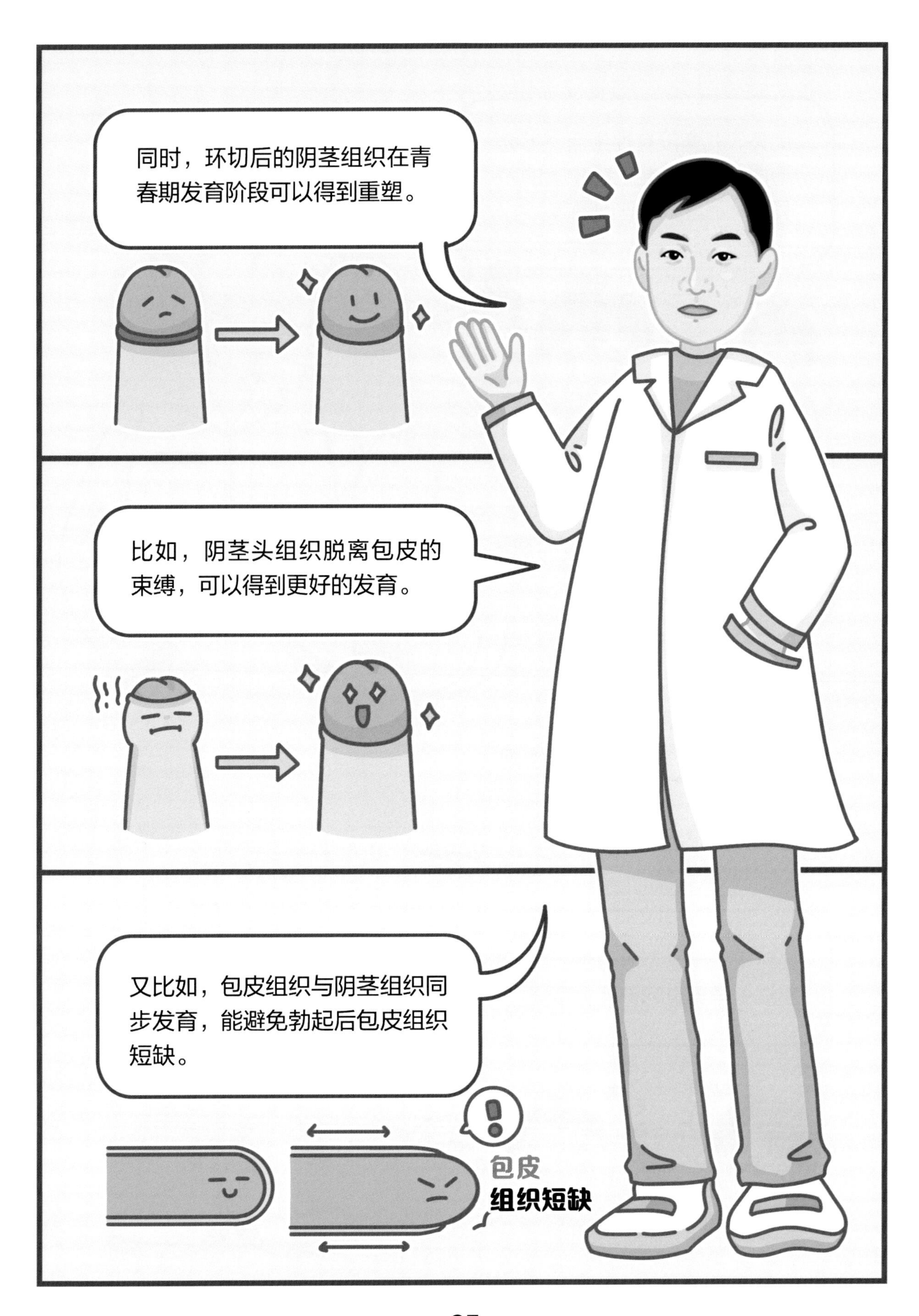
同时，环切后的阴茎组织在青
春期发育阶段可以得到重塑。
比如，阴茎头组织脱离包皮的
束缚，可以得到更好的发育。
又比如，包皮组织与阴茎组织同
步发育，能避免勃起后包皮组织
短缺。
包皮
组织短缺

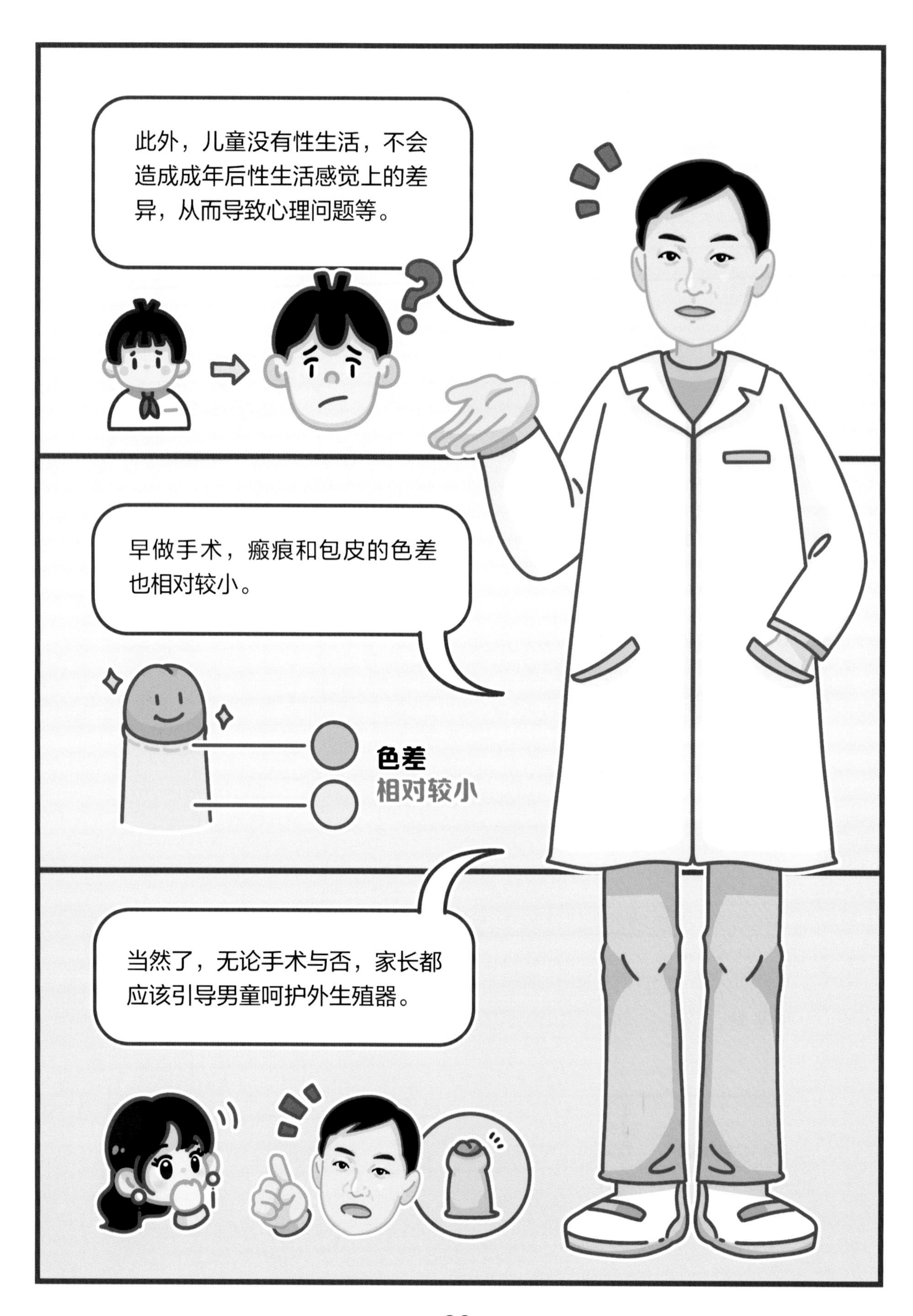
此外，儿童没有性生活，不会造成成年后性生活感觉上的差异，从而导致心理问题等。
早做手术，瘢痕和包皮的色差也相对较小。
色差
相对较小
当然了，无论手术与否，家长都应该引导男童呵护外生殖器。

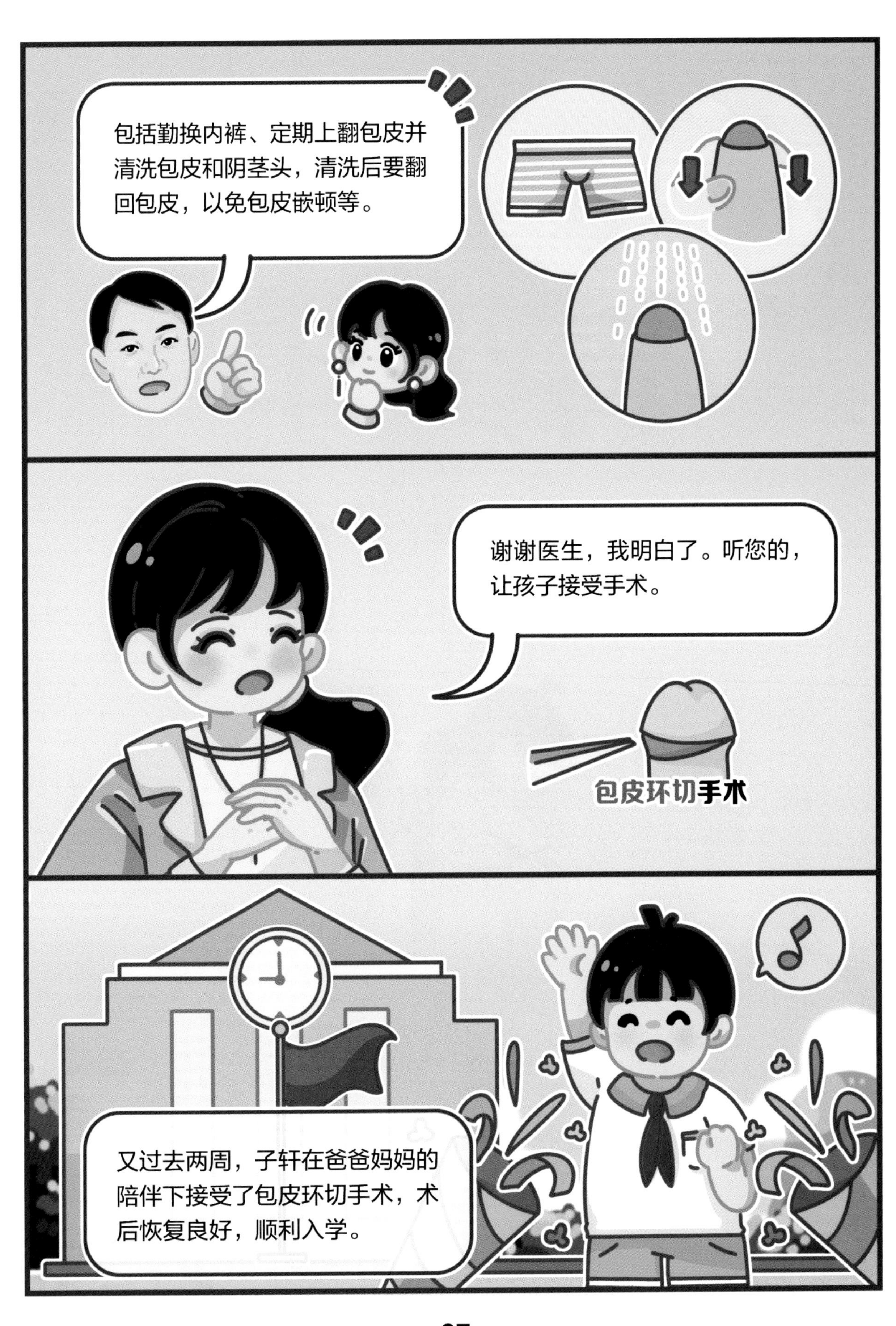
包括勤换内裤、定期上翻包皮并清洗包皮和阴茎头，清洗后要翻回包皮，以免包皮嵌顿等。
谢谢医生，我明白了。听您的，让孩子接受手术。
包皮环切手术
又过去两周，子轩在爸爸妈妈的陪伴下接受了包皮环切手术，术后恢复良好，顺利入学。

03

青少年

青少年特发性脊柱侧弯，早发现、早干预

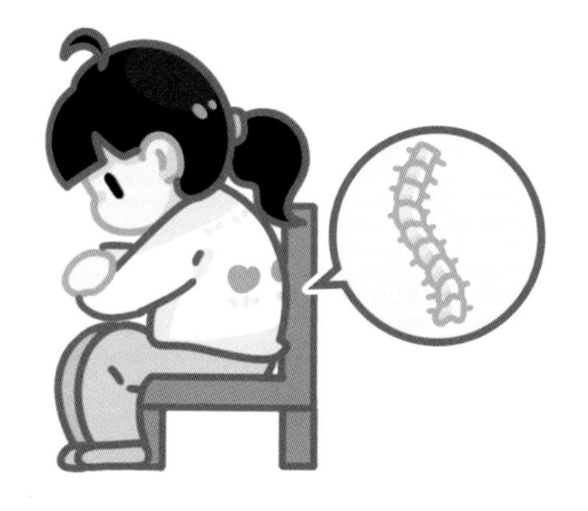

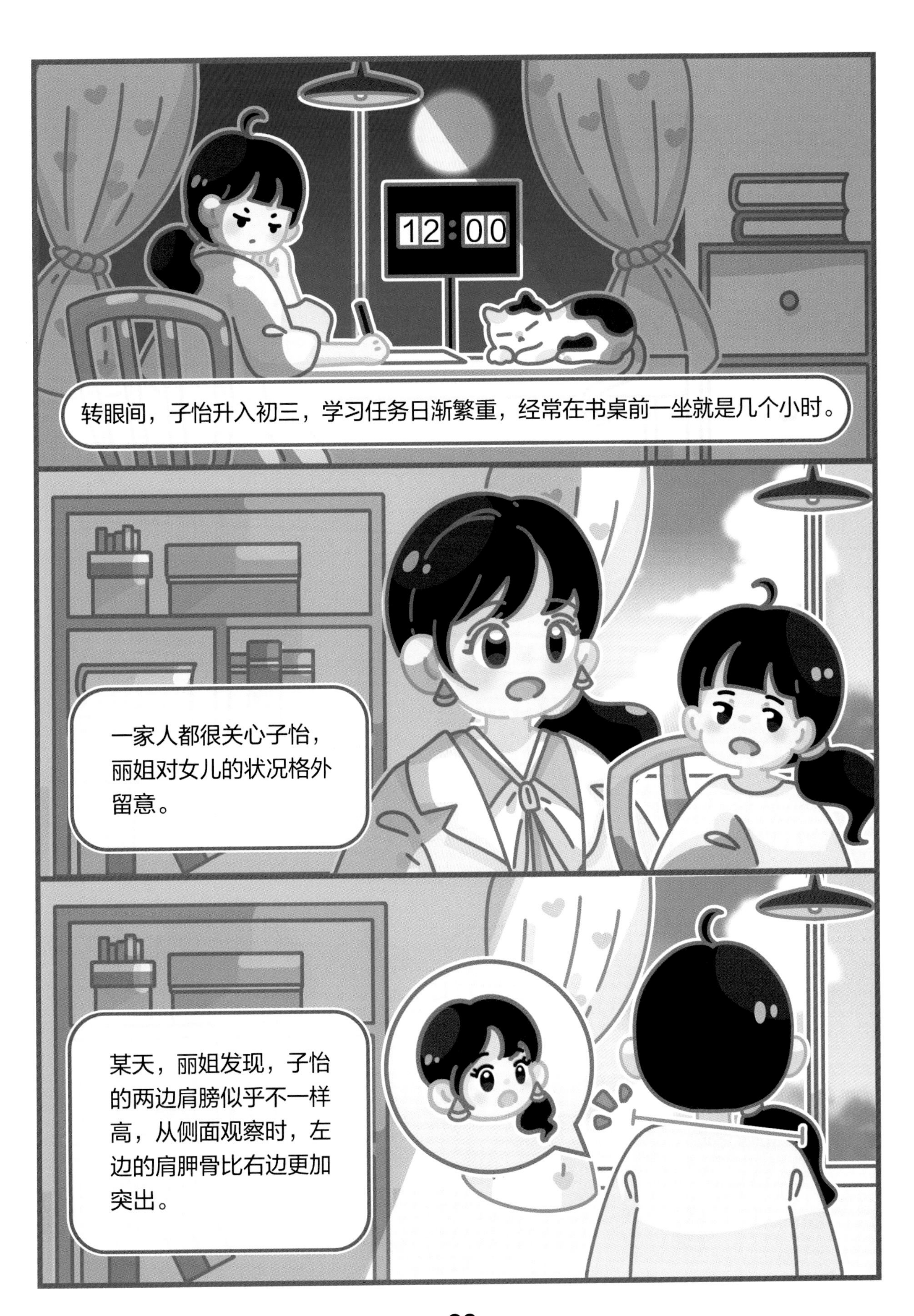
12:00
转眼间，子怡升入初三，学习任务日渐繁重，经常在书桌前一坐就是几个小时。
一家人都很关心子怡，丽姐对女儿的状况格外留意。
某天，丽姐发现，子怡的两边肩膀似乎不一样高，从侧面观察时，左边的肩胛骨比右边更加突出。

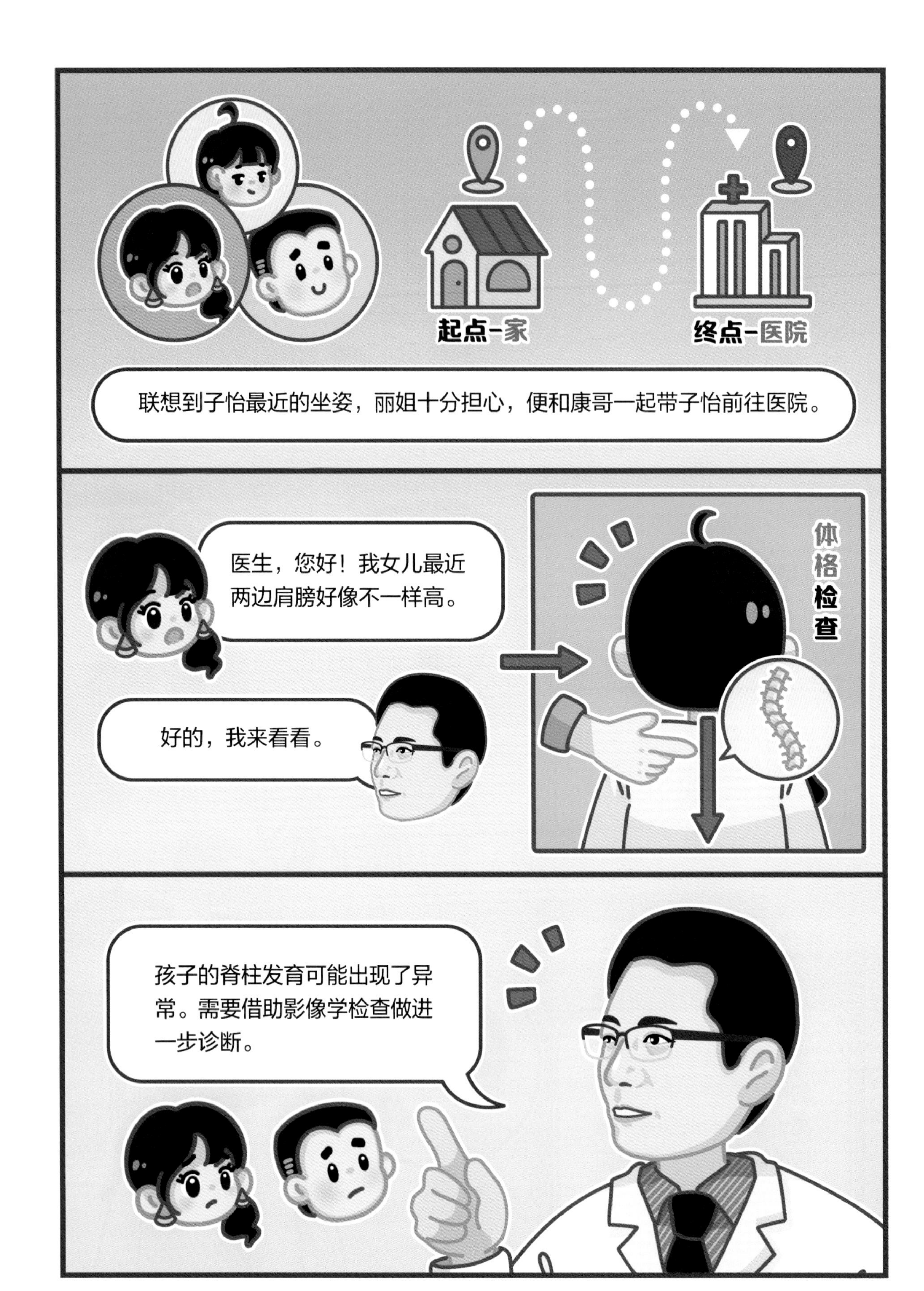
起点-家
终点-医院
联想到子怡最近的坐姿，丽姐十分担心，便和康哥一起带子怡前往医院。
医生，您好！我女儿最近两边肩膀好像不一样高。
好的，我来看看。
体格检查
孩子的脊柱发育可能出现了异常。需要借助影像学检查做进一步诊断。

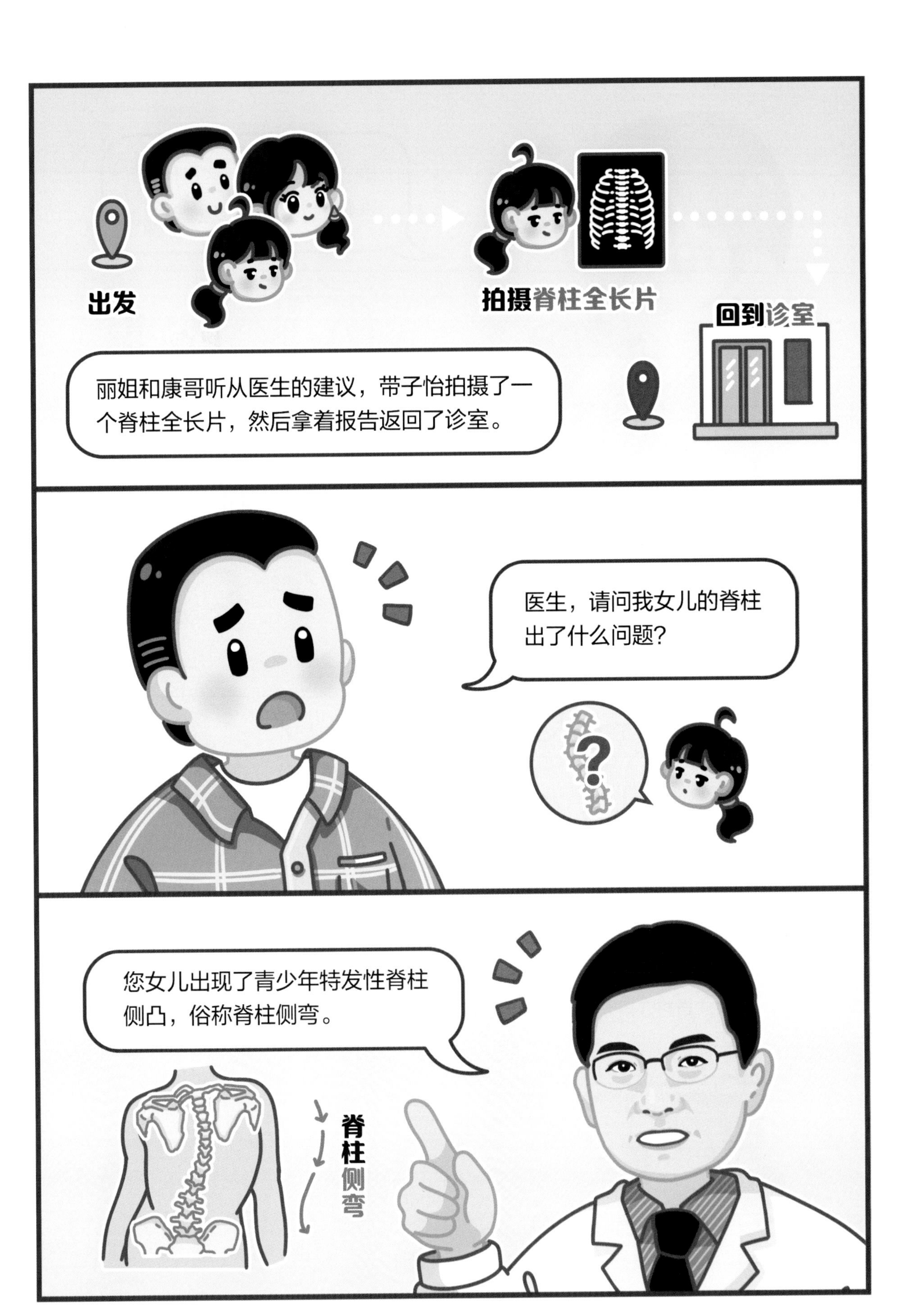
出发
拍摄脊柱全长片
回到诊室
丽姐和康哥听从医生的建议，带子怡拍摄了一个脊柱全长片，然后拿着报告返回了诊室。
医生，请问我女儿的脊柱出了什么问题？
?
您女儿出现了青少年特发性脊柱侧凸，俗称脊柱侧弯。
脊柱侧弯

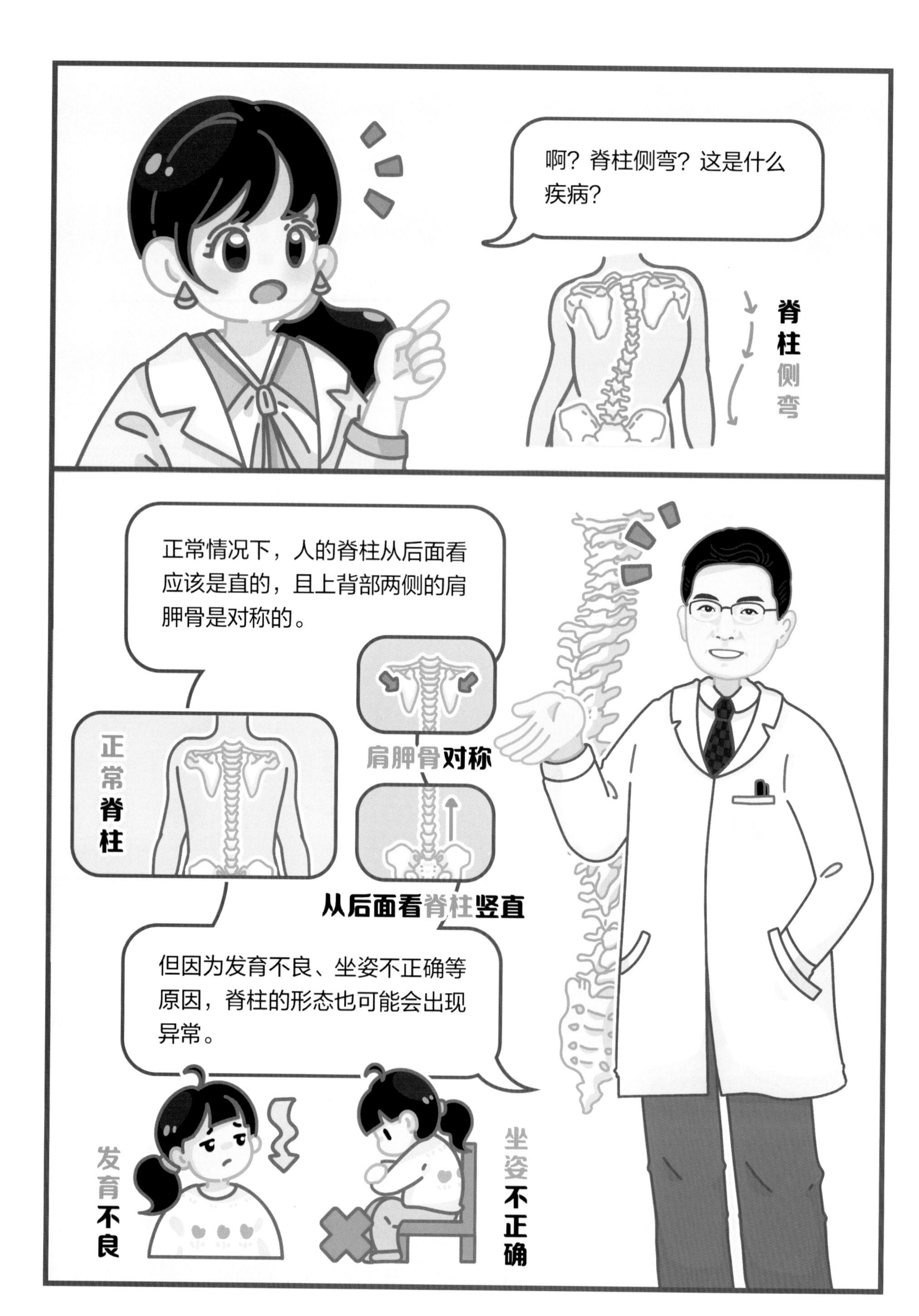
啊？脊柱侧弯？这是什么疾病？
脊柱侧弯
正常情况下，人的脊柱从后面看应该是直的，且上背部两侧的肩胛骨是对称的。
正常脊柱
肩胛骨对称
从后面看脊柱竖直
但因为发育不良、坐姿不正确等原因，脊柱的形态也可能会出现异常。
发育不良
坐姿不正确

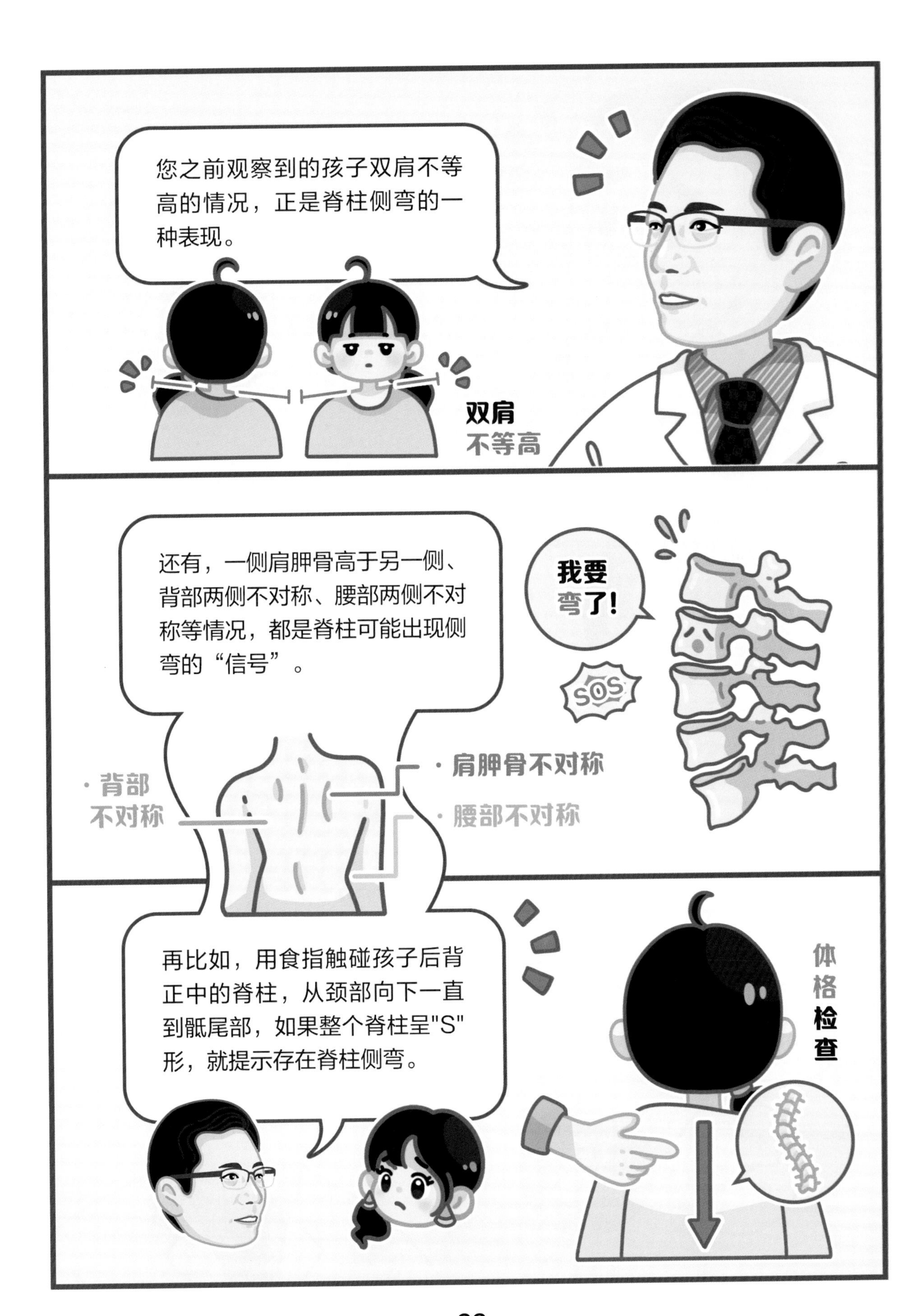
您之前观察到的孩子双肩不等高的情况，正是脊柱侧弯的一种表现。
双肩
不等高
还有，一侧肩胛骨高于另一侧、背部两侧不对称、腰部两侧不对称等情况，都是脊柱可能出现侧弯的“信号”。
我要弯了！
SOS
·背部不对称
·肩胛骨不对称
·腰部不对称
再比如，用食指触碰孩子后背正中的脊柱，从颈部向下一直到骶尾部，如果整个脊柱呈"S"形，就提示存在脊柱侧弯。
体格检查

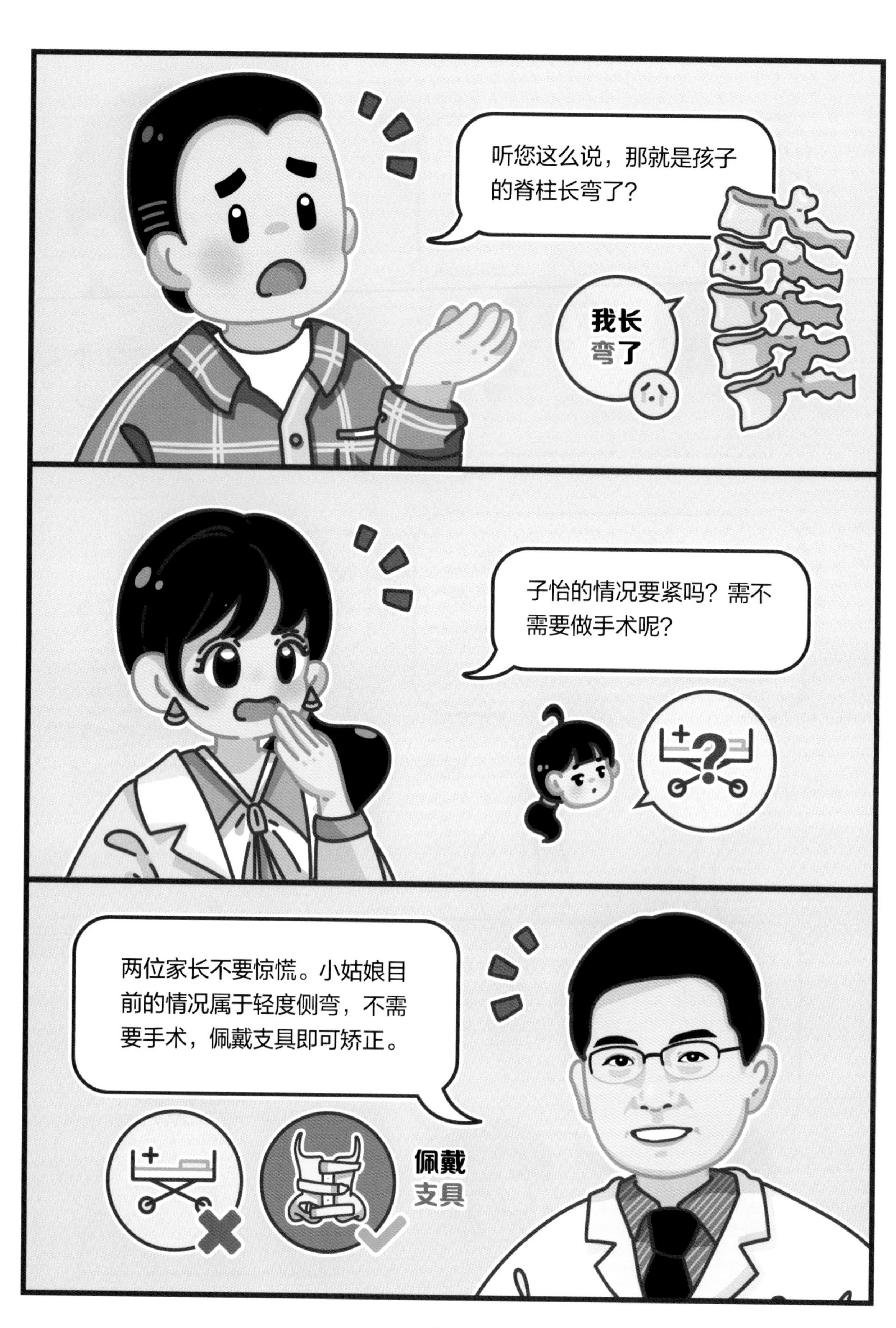
听您这么说，那就是孩子的脊柱长弯了？
我长弯了
子怡的情况要紧吗？需不需要做手术呢？
两位家长不要惊慌。小姑娘目前的情况属于轻度侧弯，不需要手术，佩戴支具即可矫正。
佩戴支具

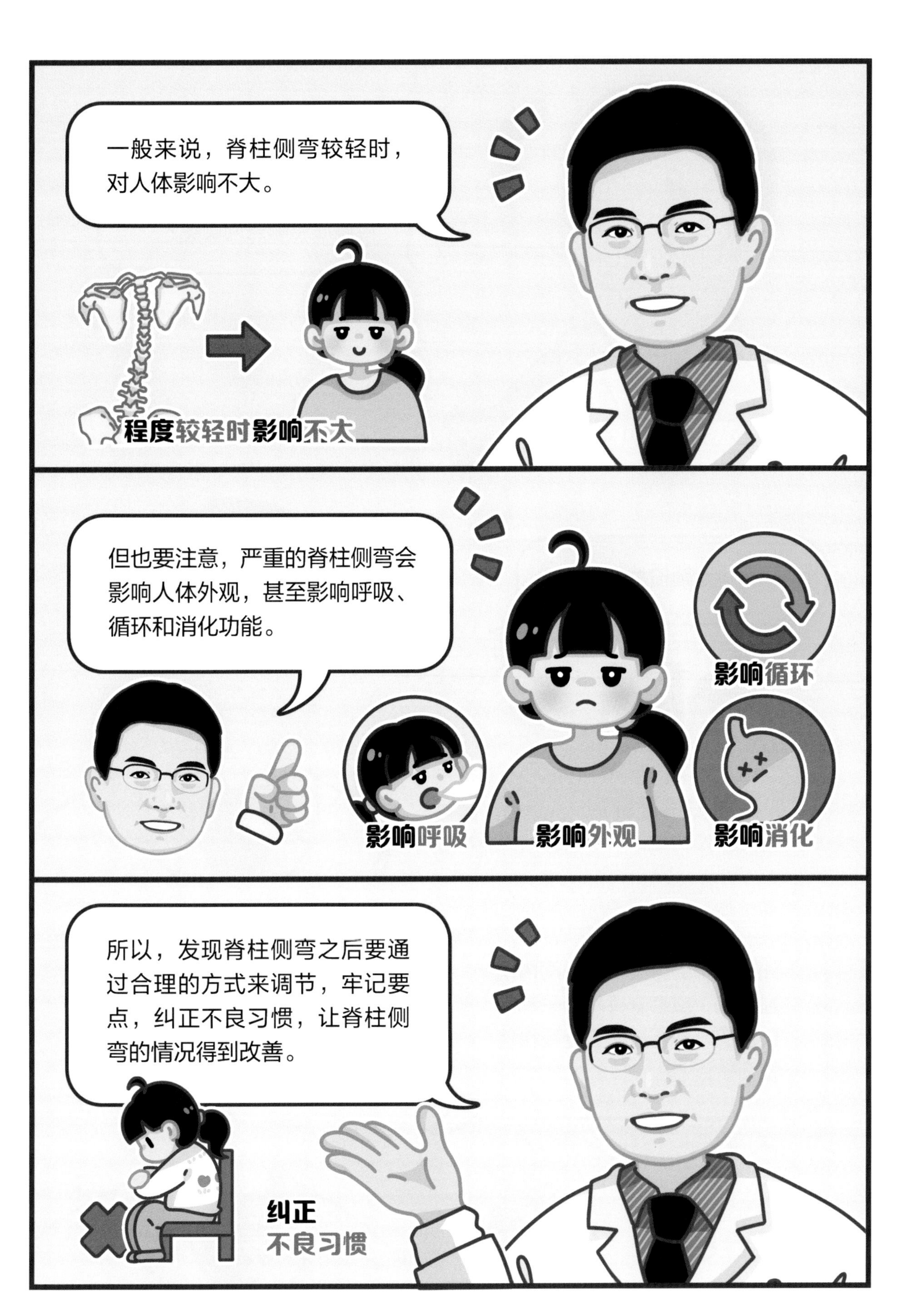
一般来说，脊柱侧弯较轻时，
对人体影响不大。
程度较轻时影响不大
但也要注意，严重的脊柱侧弯会
影响人体外观，甚至影响呼吸、
循环和消化功能。
影响循环
影响呼吸
影响外观
影响消化
所以，发现脊柱侧弯之后要通
过合理的方式来调节，牢记要
点，纠正不良习惯，让脊柱侧
弯的情况得到改善。
纠正
不良习惯

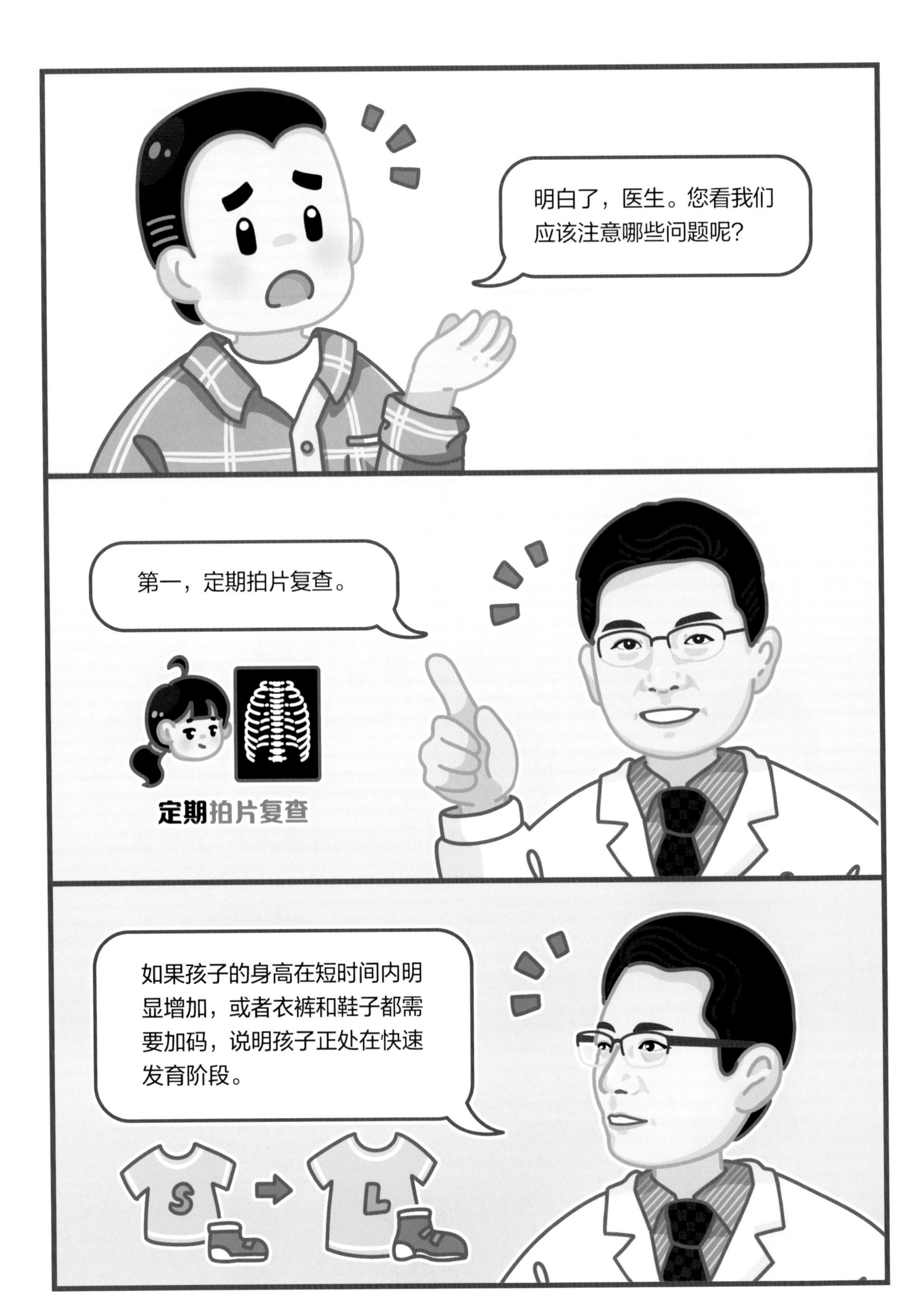
明白了，医生。您看我们应该注意哪些问题呢？
第一，定期拍片复查。
定期拍片复查
如果孩子的身高在短时间内明显增加，或者衣裤和鞋子都需要加码，说明孩子正处在快速发育阶段。
S
L

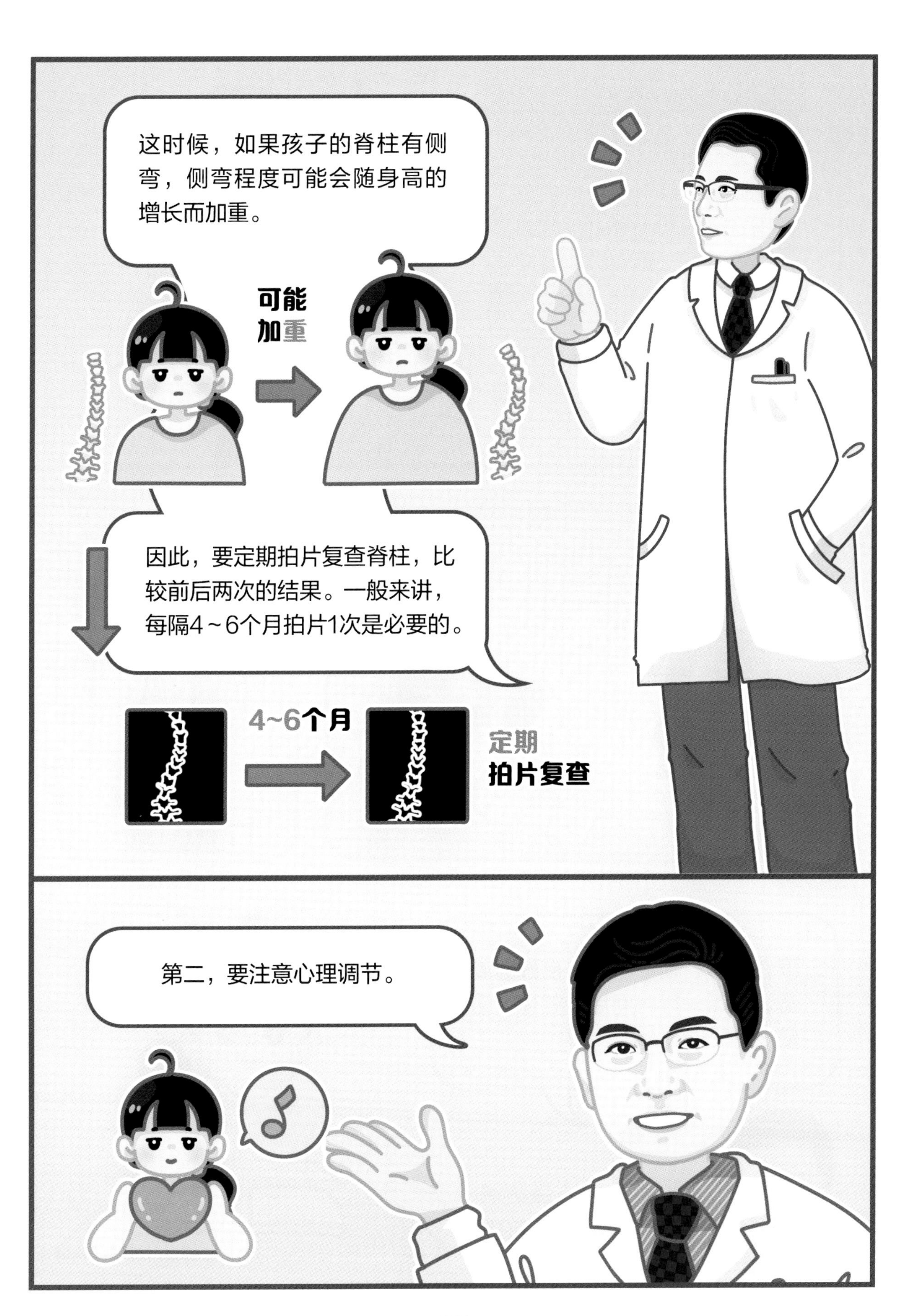
这时候，如果孩子的脊柱有侧弯，侧弯程度可能会随身高的增长而加重。
可能加重
因此，要定期拍片复查脊柱，比较前后两次的结果。一般来讲，每隔4～6个月拍片1次是必要的。
4~6个月
定期拍片复查
第二，要注意心理调节。

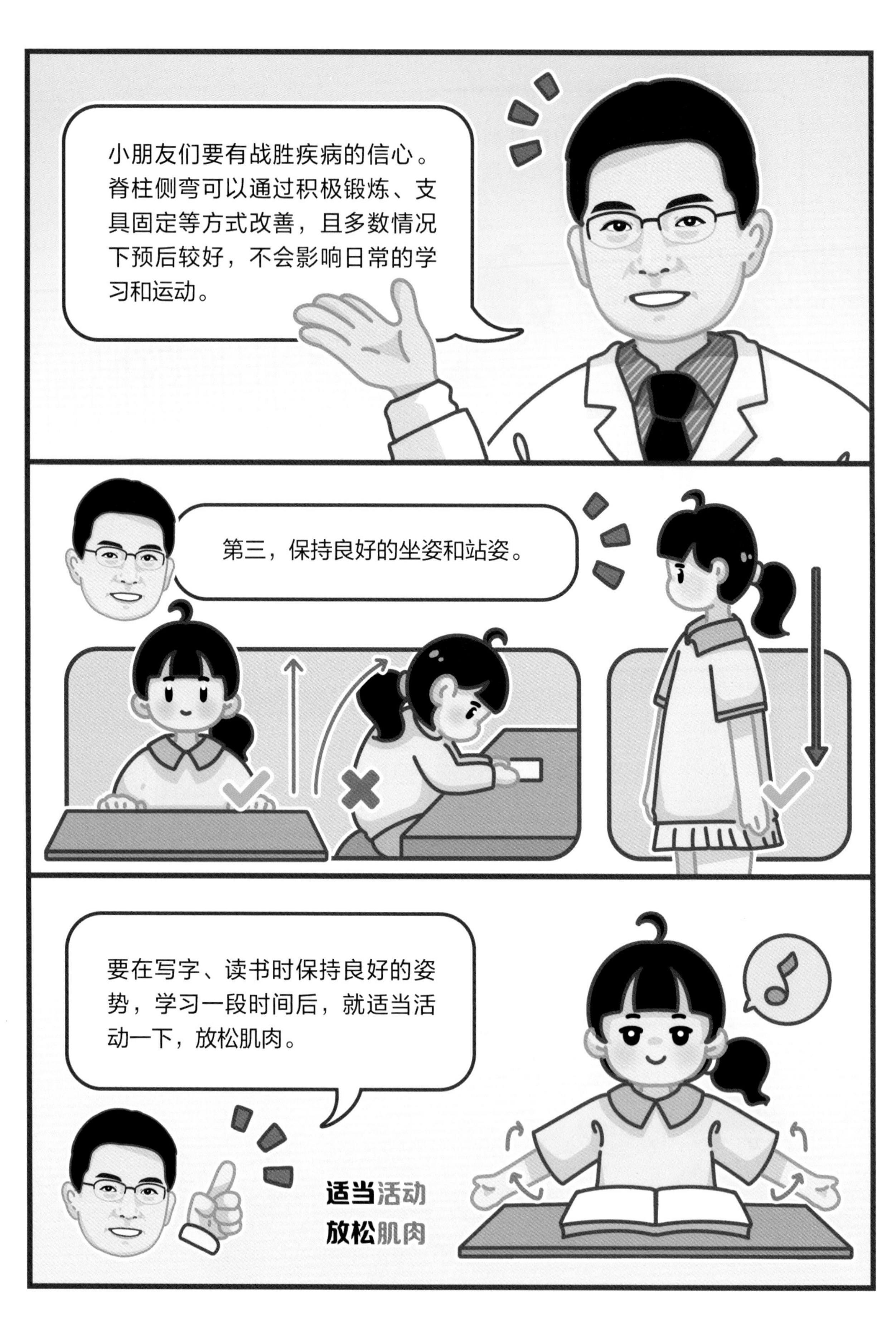

小朋友们要有战胜疾病的信心。脊柱侧弯可以通过积极锻炼、支具固定等方式改善，且多数情况下预后较好，不会影响日常的学习和运动。
第三，保持良好的坐姿和站姿。
要在写字、读书时保持良好的姿势，学习一段时间后，就适当活动一下，放松肌肉。
适当活动
放松肌肉

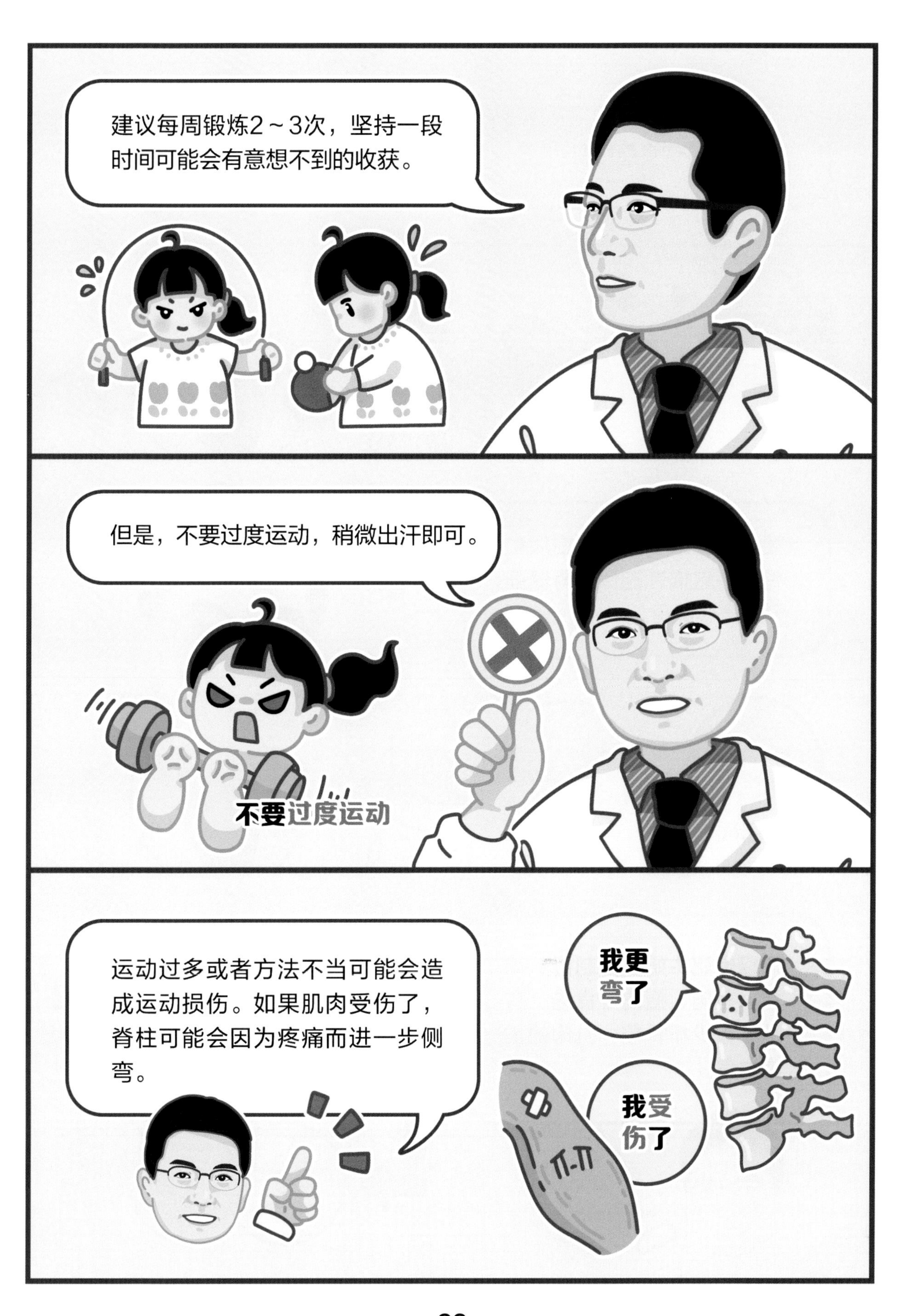
建议每周锻炼2～3次，坚持一段时间可能会有意想不到的收获。
但是，不要过度运动，稍微出汗即可。
不要过度运动
运动过多或者方法不当可能会造成运动损伤。如果肌肉受伤了，脊柱可能会因为疼痛而进一步侧弯。
我更弯了
我受伤了
π-π

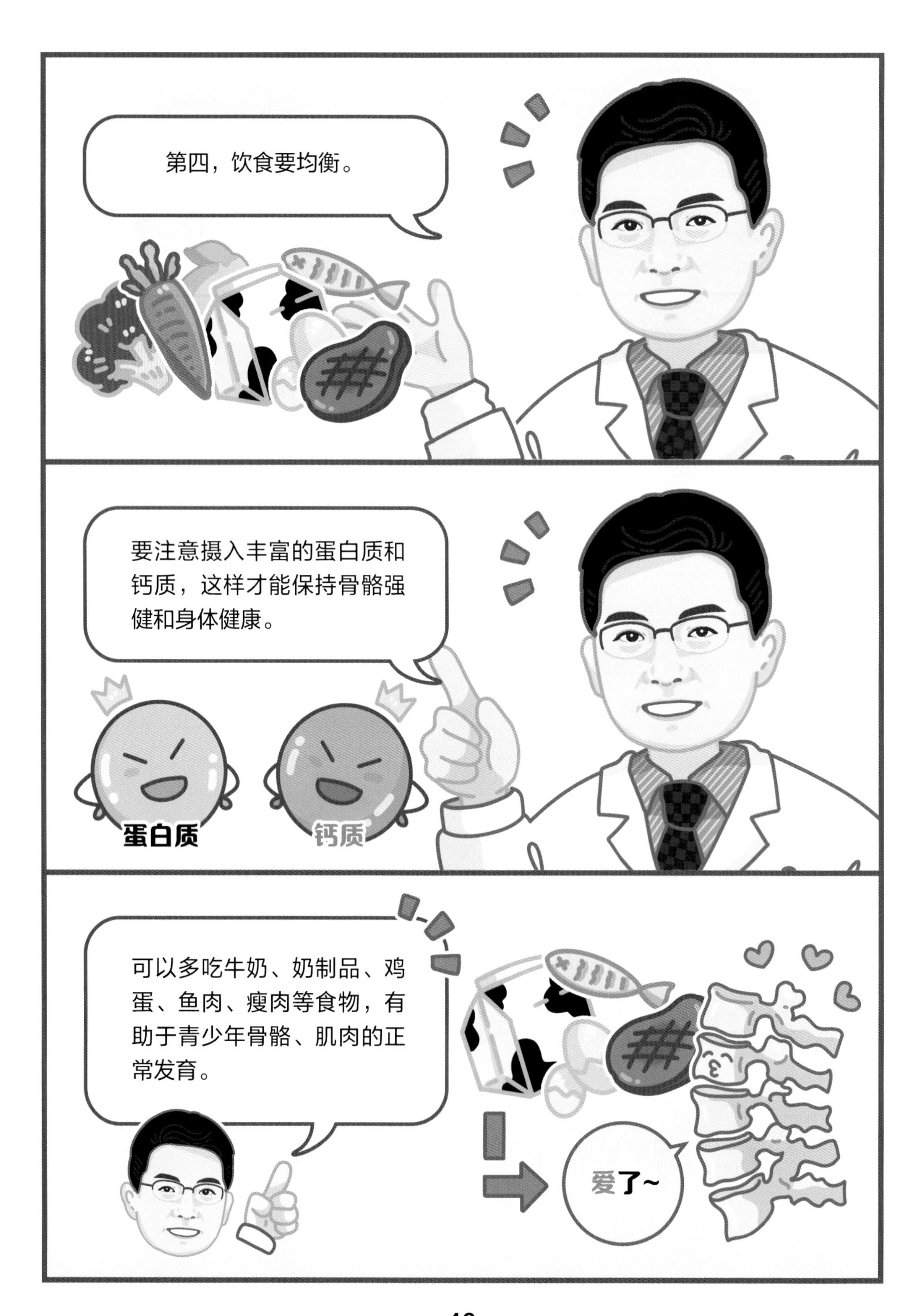
第四，饮食要均衡。
要注意摄入丰富的蛋白质和钙质，这样才能保持骨骼强健和身体健康。
蛋白质
钙质
可以多吃牛奶、奶制品、鸡蛋、鱼肉、瘦肉等食物，有助于青少年骨骼、肌肉的正常发育。
爱了~

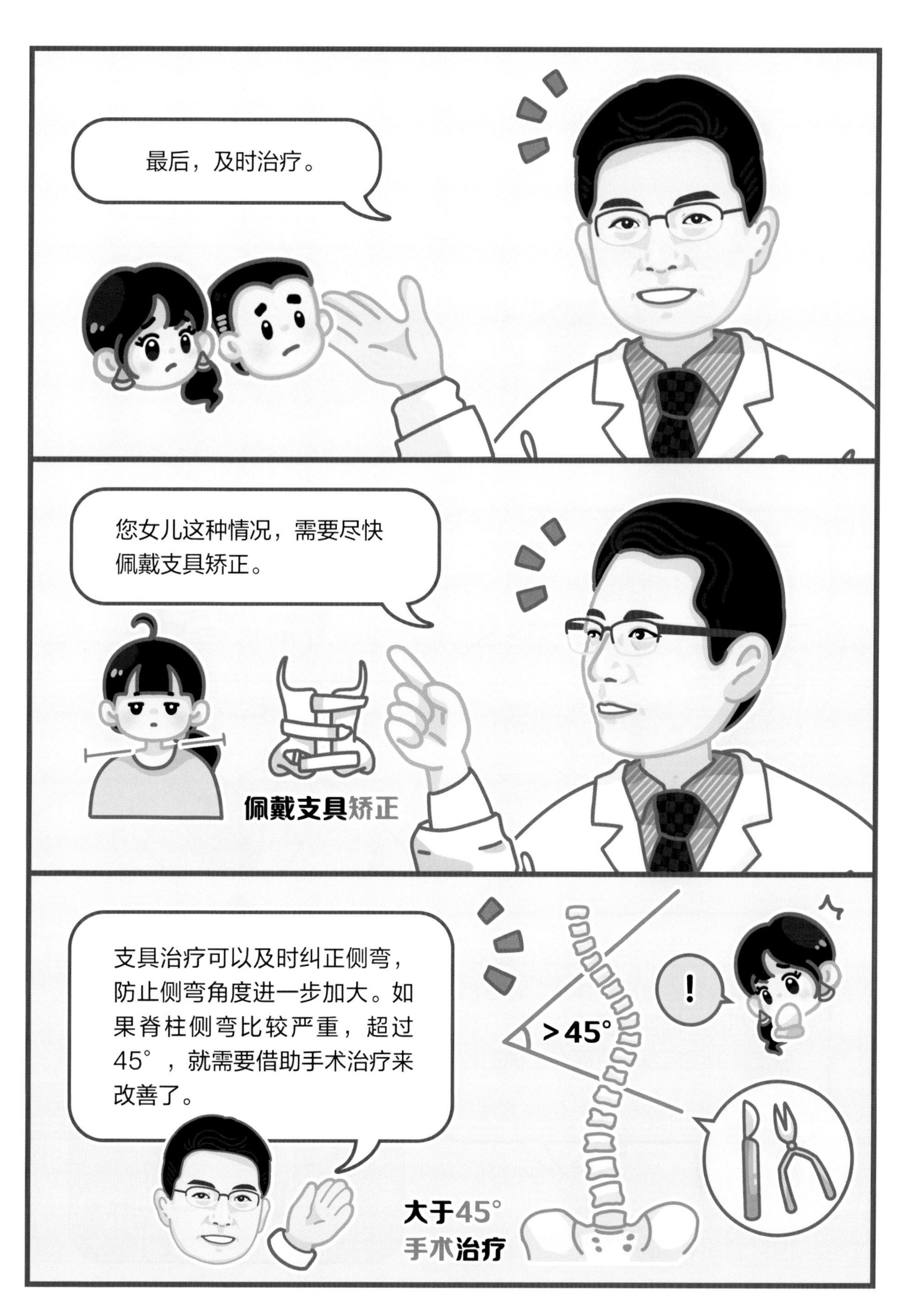
最后，及时治疗。
您女儿这种情况，需要尽快
佩戴支具矫正。
佩戴支具矫正
支具治疗可以及时纠正侧弯，
防止侧弯角度进一步加大。如
果脊柱侧弯比较严重，超过
45°，就需要借助手术治疗来
改善了。
>45°
!
大于45°
手术治疗

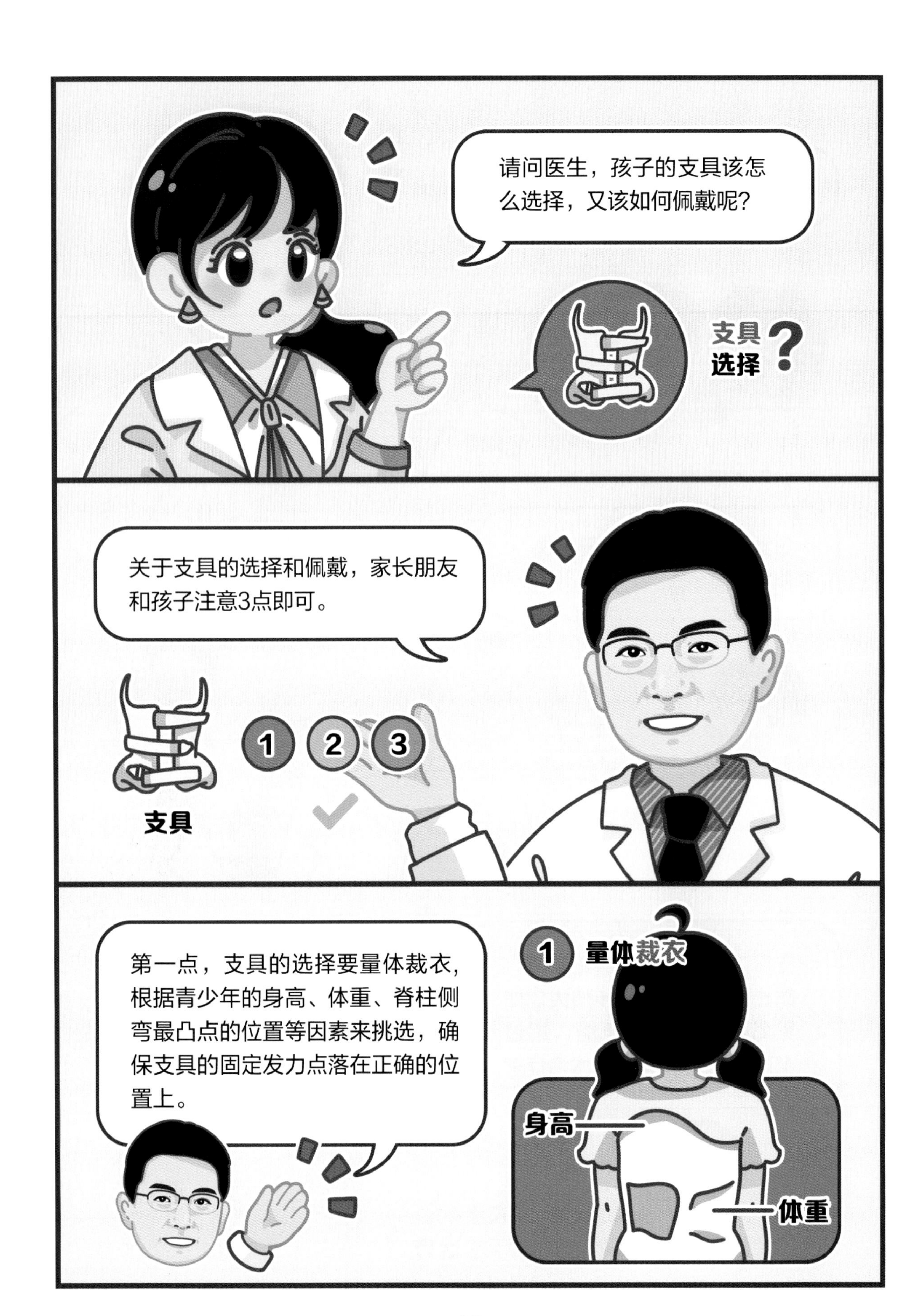
请问医生，孩子的支具该怎么选择，又该如何佩戴呢？
支具选择？
关于支具的选择和佩戴，家长朋友和孩子注意3点即可。
支具
1
2
3
第一点，支具的选择要量体裁衣，根据青少年的身高、体重、脊柱侧弯最凸点的位置等因素来挑选，确保支具的固定发力点落在正确的位置上。
1 量体裁衣
身高
体重

第二点，佩戴时间要足够。一般建议每天佩戴支具22小时左右。如果佩戴时间不够，矫形效果可能会大打折扣。

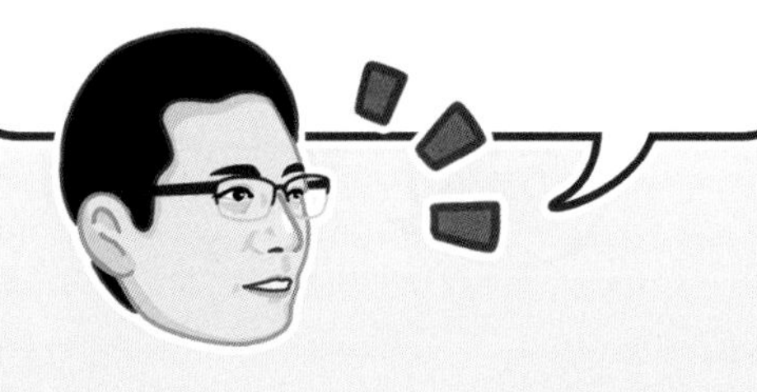

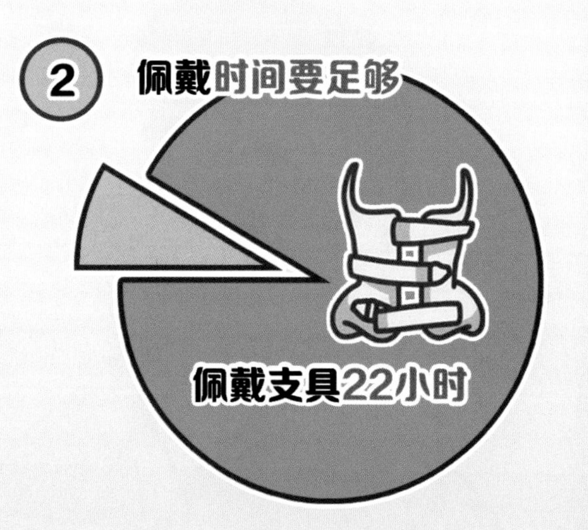

第三点，定期随访。要让医生了解佩戴期间是否舒适、是否有皮肤压疮、是否因身高的增长而要重新定制支具、支具固定后的矫形效果是否理想等。

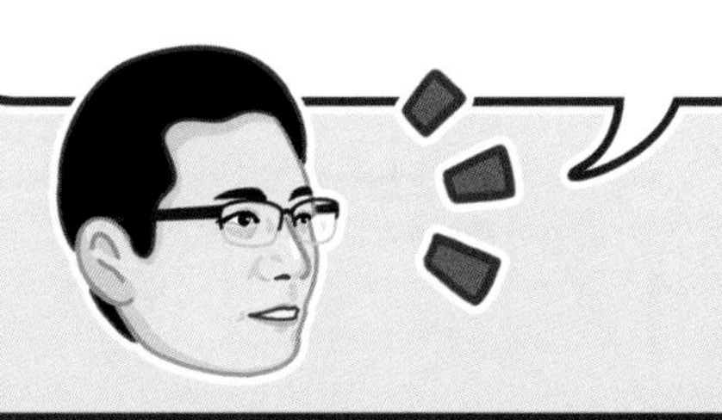

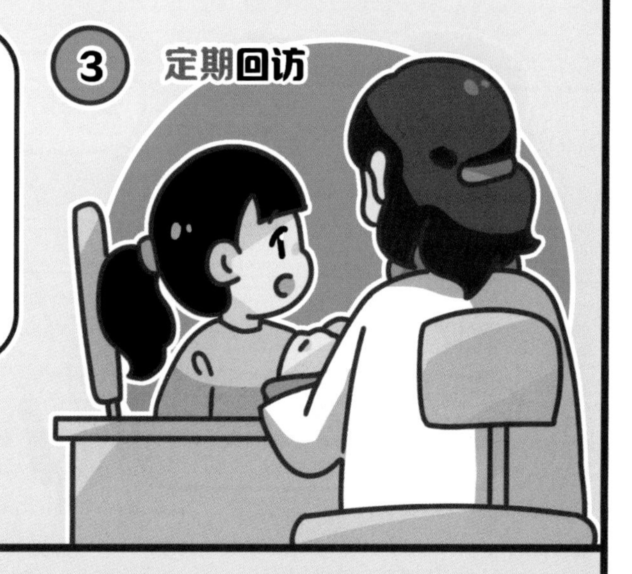

青少年人群中特发性脊柱侧弯的发病率为2%~3%，大多数为轻中度，严重脊柱侧弯的比例只有0.1%。患者及家属不用太过紧张，早发现、早干预，可以避免病情加重。

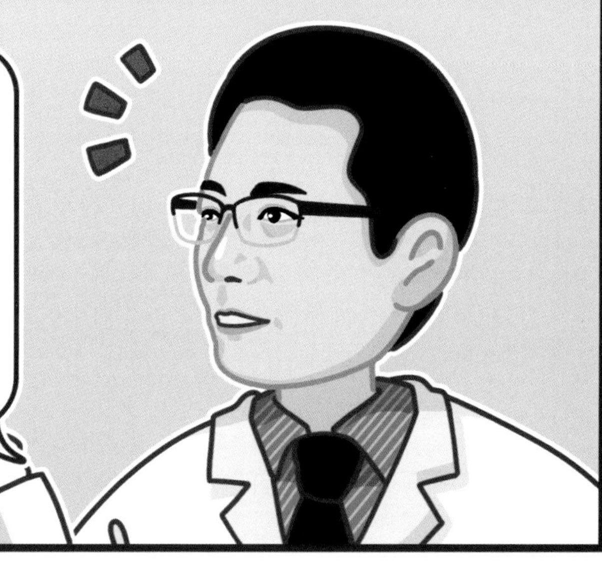

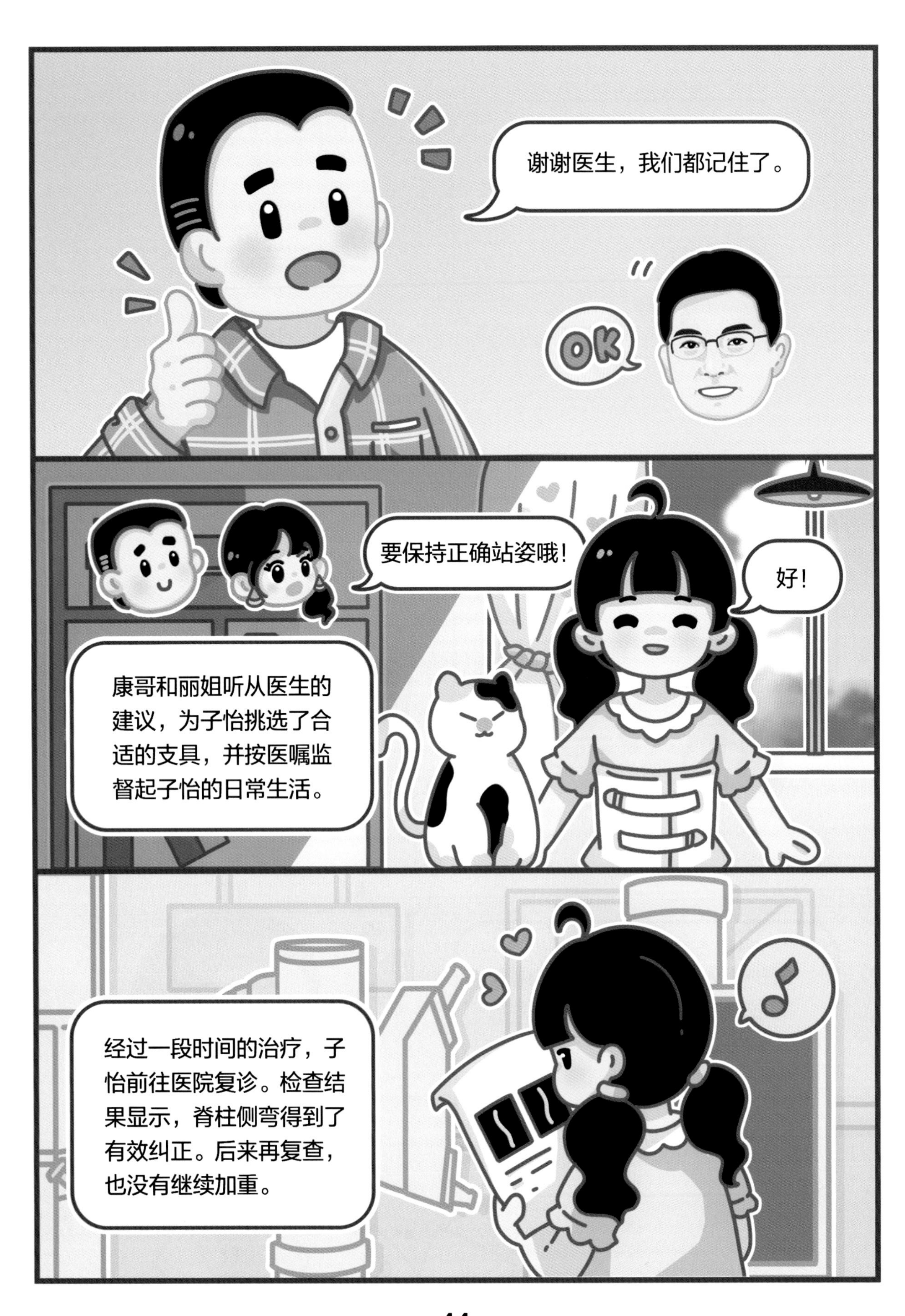
谢谢医生，我们都记住了。
OK
要保持正确站姿哦！
好！
康哥和丽姐听从医生的建议，为子怡挑选了合适的支具，并按医嘱监督起子怡的日常生活。
经过一段时间的治疗，子怡前往医院复诊。检查结果显示，脊柱侧弯得到了有效纠正。后来再复查，也没有继续加重。

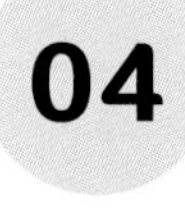

中青年

发现肺结节，要注意 3 个指标

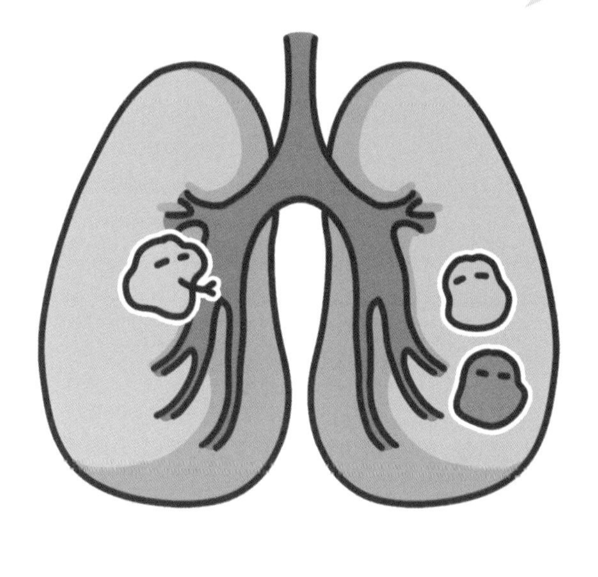

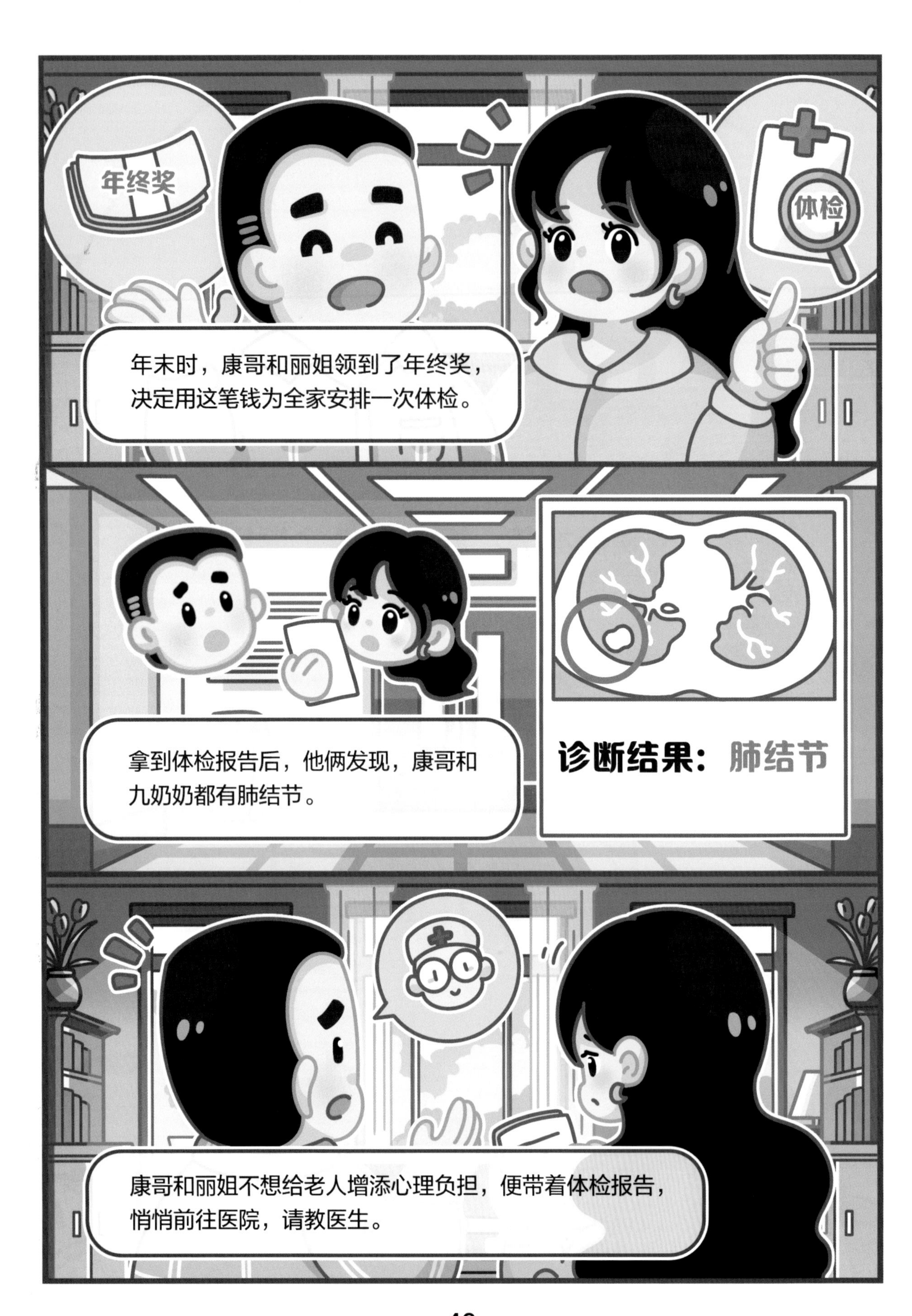
年终奖
体检
年末时，康哥和丽姐领到了年终奖，决定用这笔钱为全家安排一次体检。
拿到体检报告后，他俩发现，康哥和九奶奶都有肺结节。
诊断结果：肺结节
康哥和丽姐不想给老人增添心理负担，便带着体检报告，悄悄前往医院，请教医生。

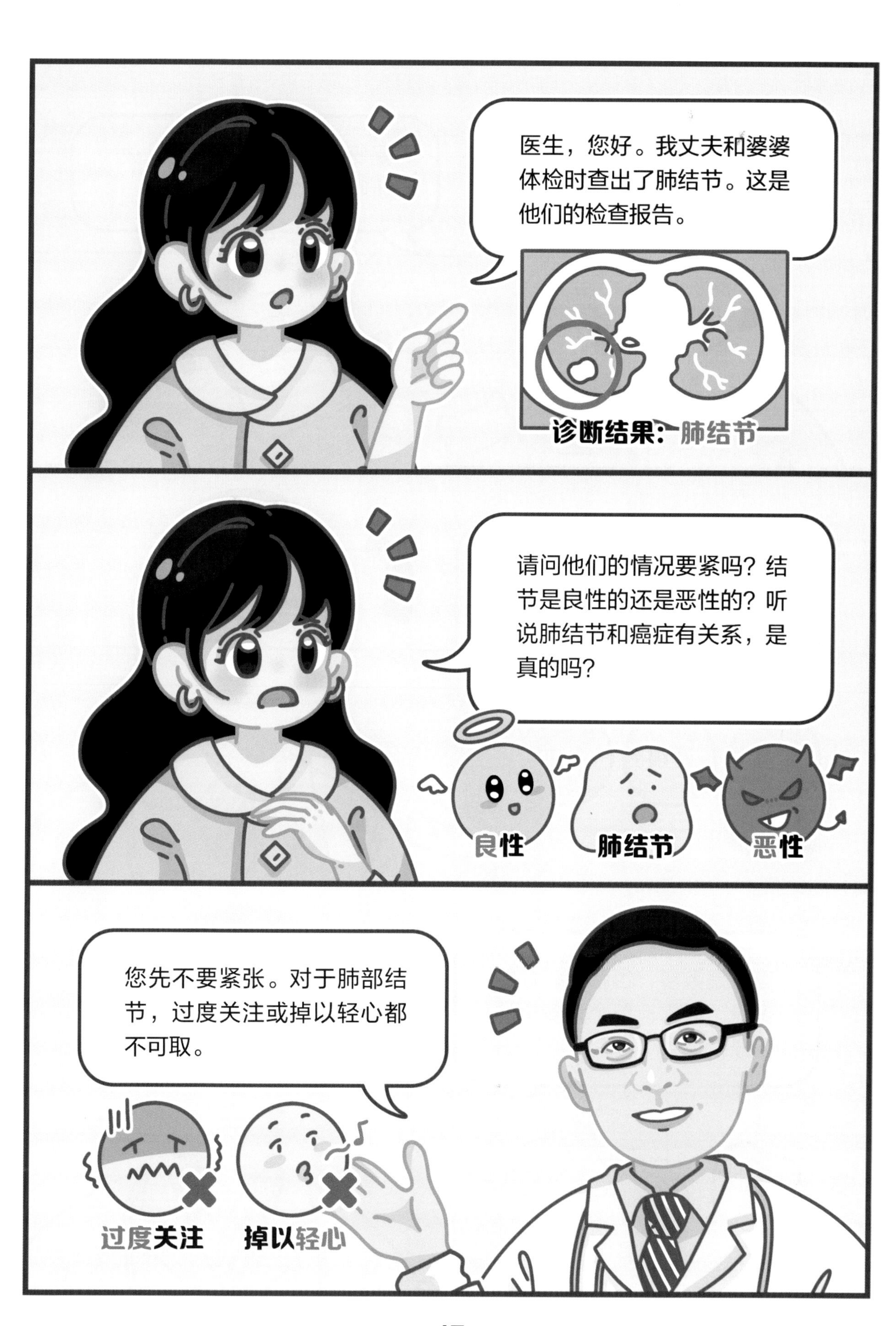
医生，您好。我丈夫和婆婆体检时查出了肺结节。这是他们的检查报告。
诊断结果：肺结节
请问他们的情况要紧吗？结节是良性的还是恶性的？听说肺结节和癌症有关系，是真的吗？
良性
肺结节
恶性
您先不要紧张。对于肺部结节，过度关注或掉以轻心都不可取。
过度关注
掉以轻心

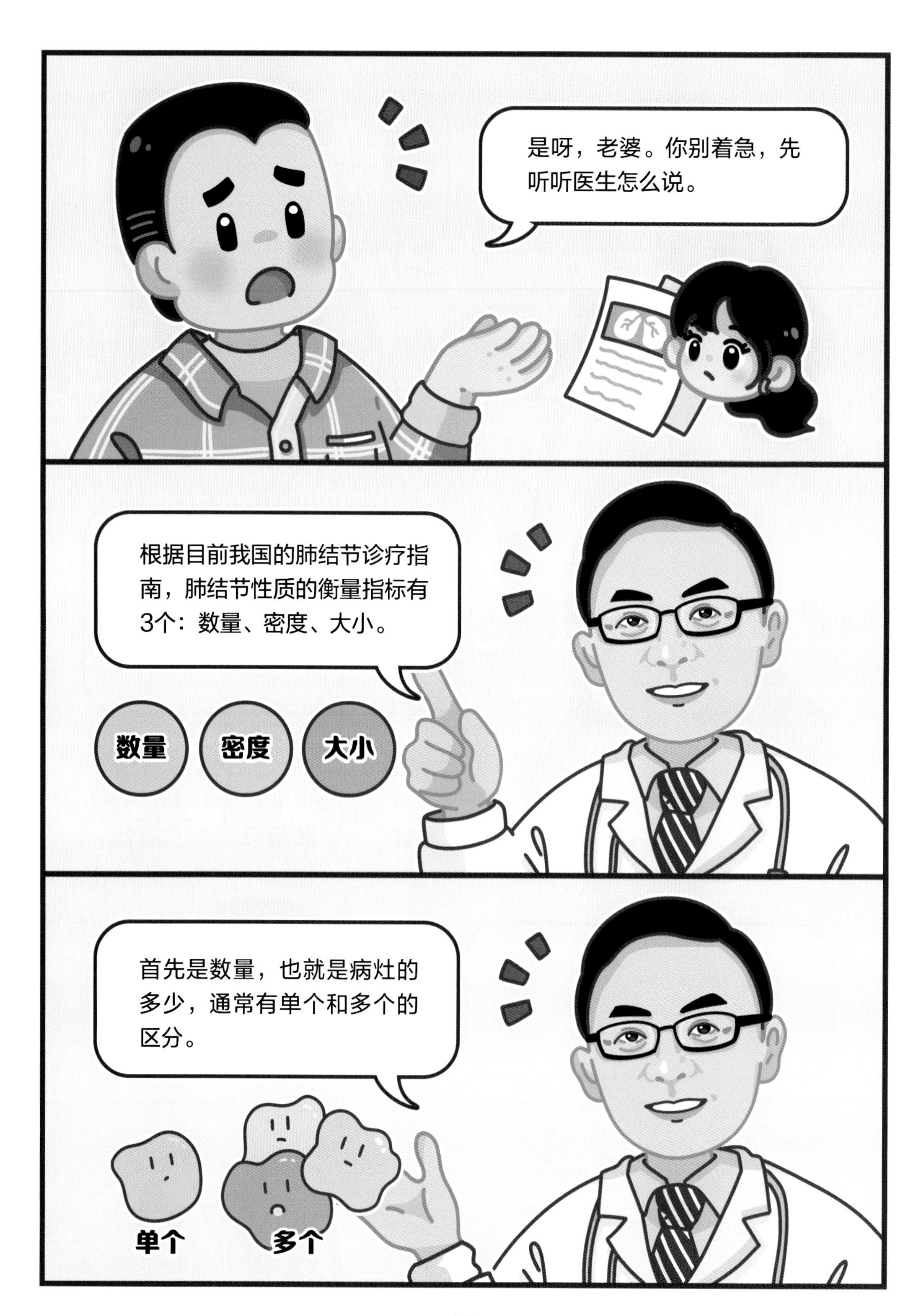
是呀，老婆。你别着急，先听听医生怎么说。
根据目前我国的肺结节诊疗指南，肺结节性质的衡量指标有3个：数量、密度、大小。
数量
密度
大小
首先是数量，也就是病灶的多少，通常有单个和多个的区分。
单个
多个

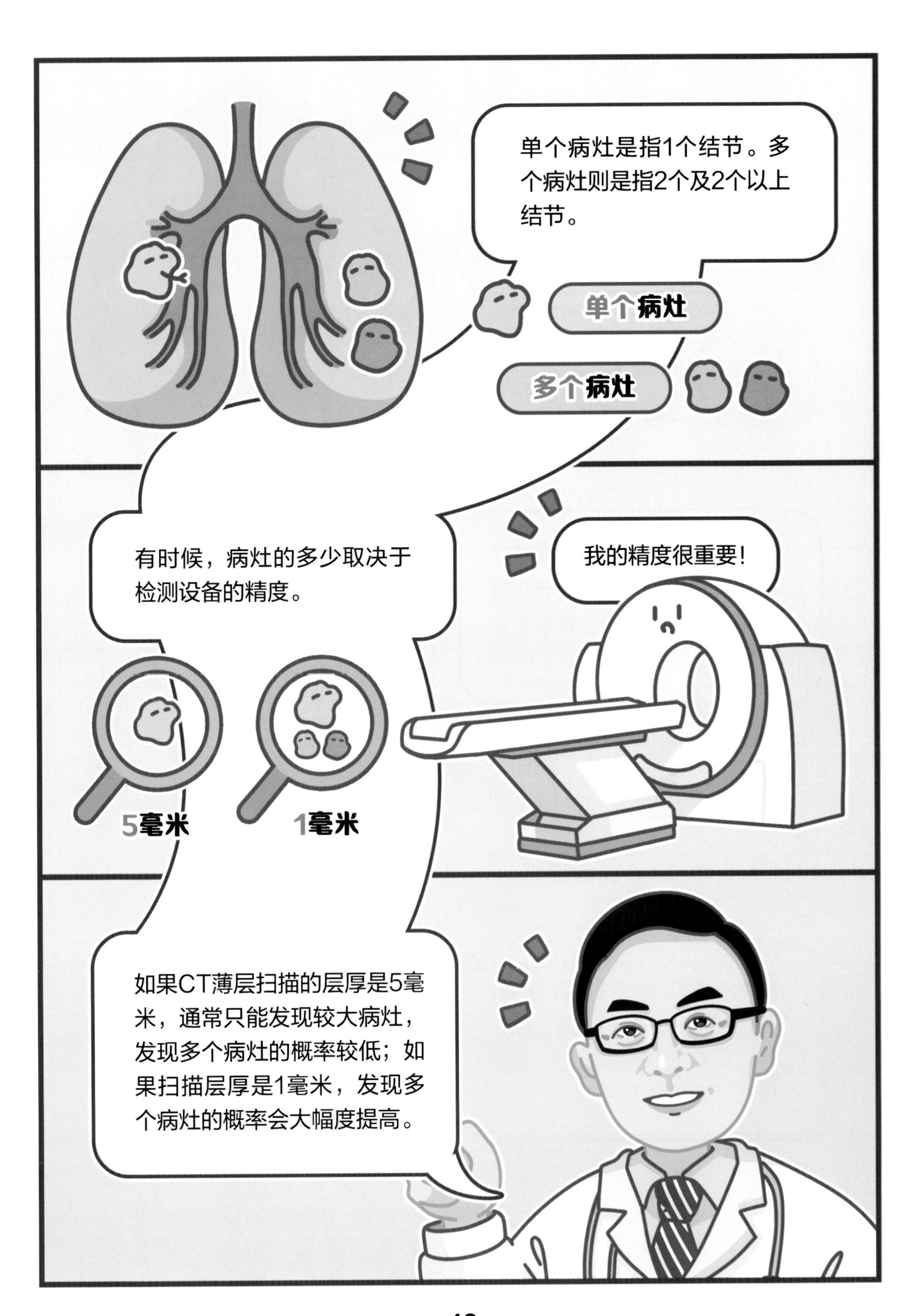

单个病灶是指1个结节。多个病灶则是指2个及2个以上结节。
单个病灶
多个病灶
有时候，病灶的多少取决于检测设备的精度。
我的精度很重要！
5毫米
1毫米
如果CT薄层扫描的层厚是5毫米，通常只能发现较大病灶，发现多个病灶的概率较低；如果扫描层厚是1毫米，发现多个病灶的概率会大幅度提高。

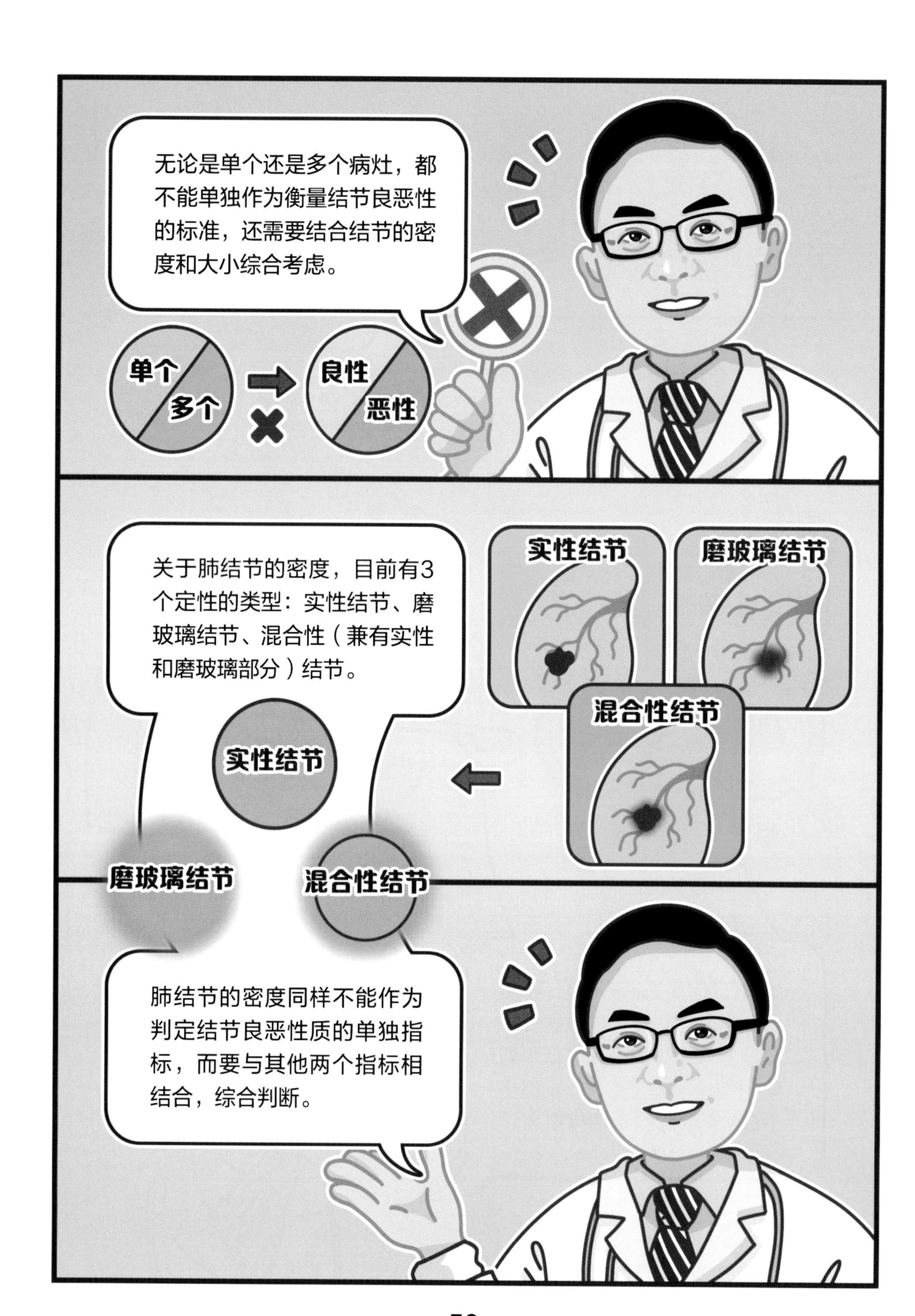
无论是单个还是多个病灶，都不能单独作为衡量结节良恶性的标准，还需要结合结节的密度和大小综合考虑。
单个
多个
良性
恶性
关于肺结节的密度，目前有3个定性的类型：实性结节、磨玻璃结节、混合性（兼有实性和磨玻璃部分）结节。
实性结节
磨玻璃结节
混合性结节
实性结节
磨玻璃结节
混合性结节
肺结节的密度同样不能作为判定结节良恶性质的单独指标，而要与其他两个指标相结合，综合判断。

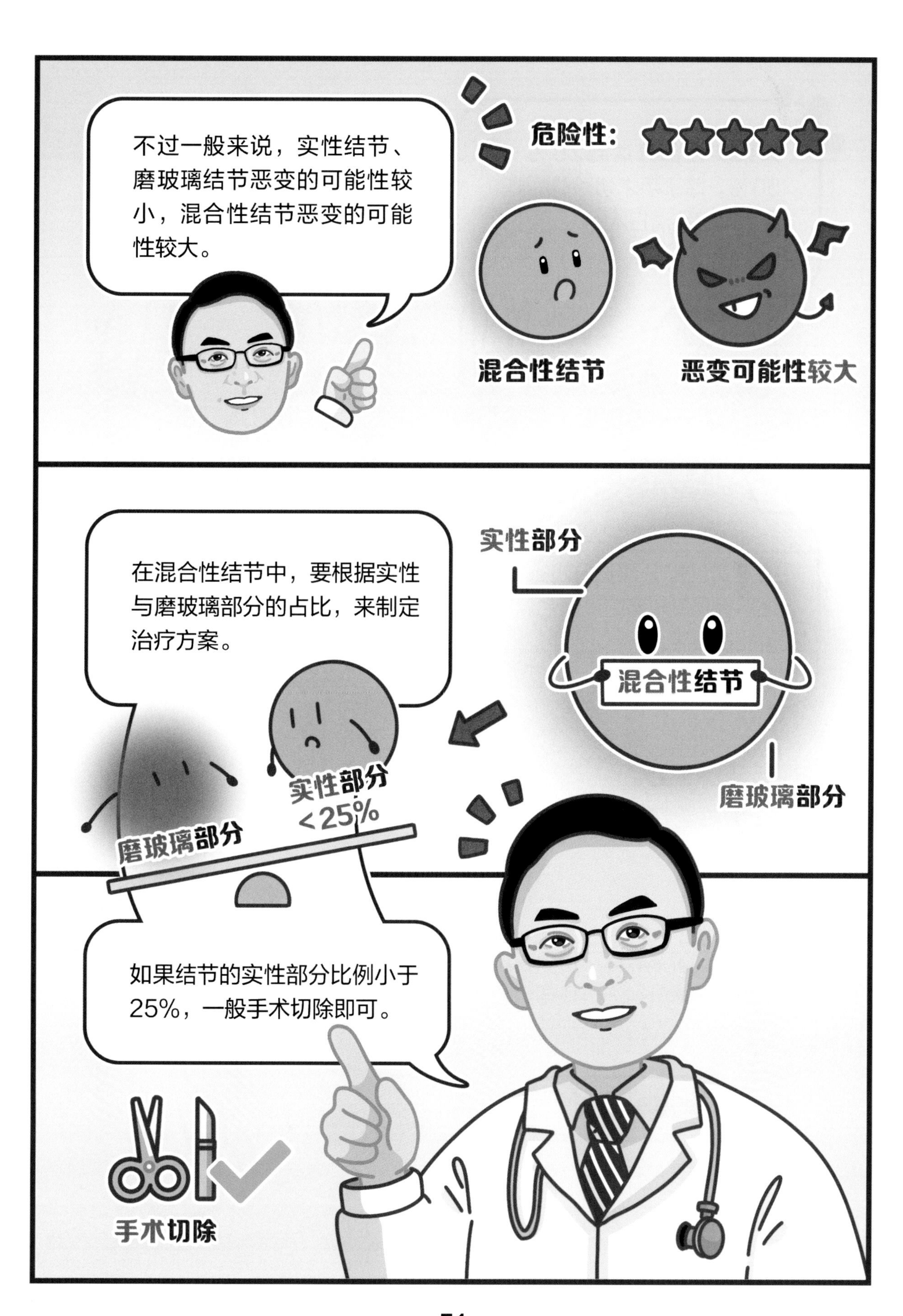
不过一般来说，实性结节、磨玻璃结节恶变的可能性较小，混合性结节恶变的可能性较大。
危险性：
混合性结节
恶变可能性较大
在混合性结节中，要根据实性与磨玻璃部分的占比，来制定治疗方案。
实性部分
混合性结节
磨玻璃部分
实性部分
<25%
磨玻璃部分
如果结节的实性部分比例小于25%，一般手术切除即可。
手术切除

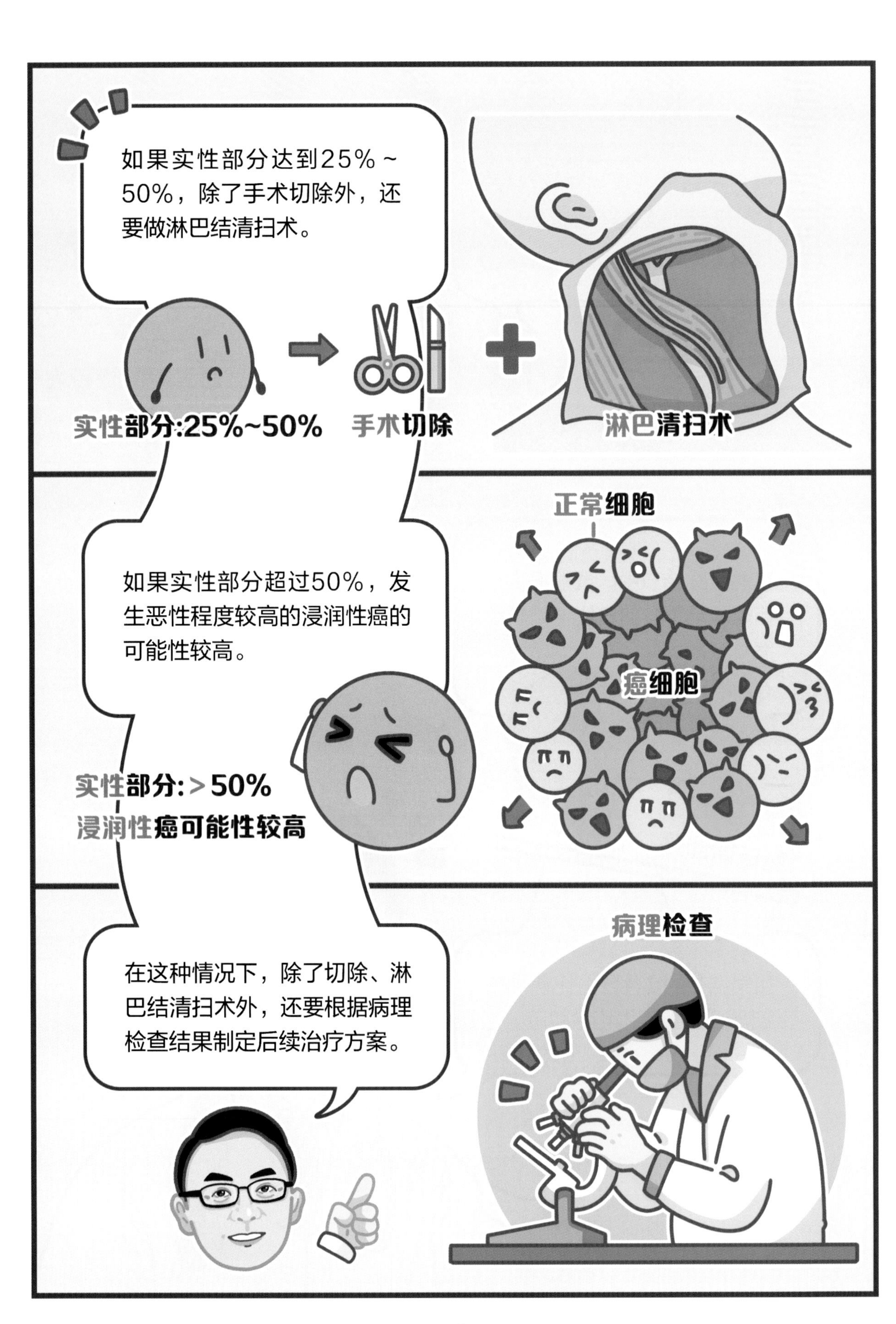
如果实性部分达到25%～50%，除了手术切除外，还要做淋巴结清扫术。
实性部分:25%~50%
手术切除
淋巴清扫术
如果实性部分超过50%，发生恶性程度较高的浸润性癌的可能性较高。
正常细胞
癌细胞
实性部分:＞50%
浸润性癌可能性较高
在这种情况下，除了切除、淋巴结清扫术外，还要根据病理检查结果制定后续治疗方案。
病理检查

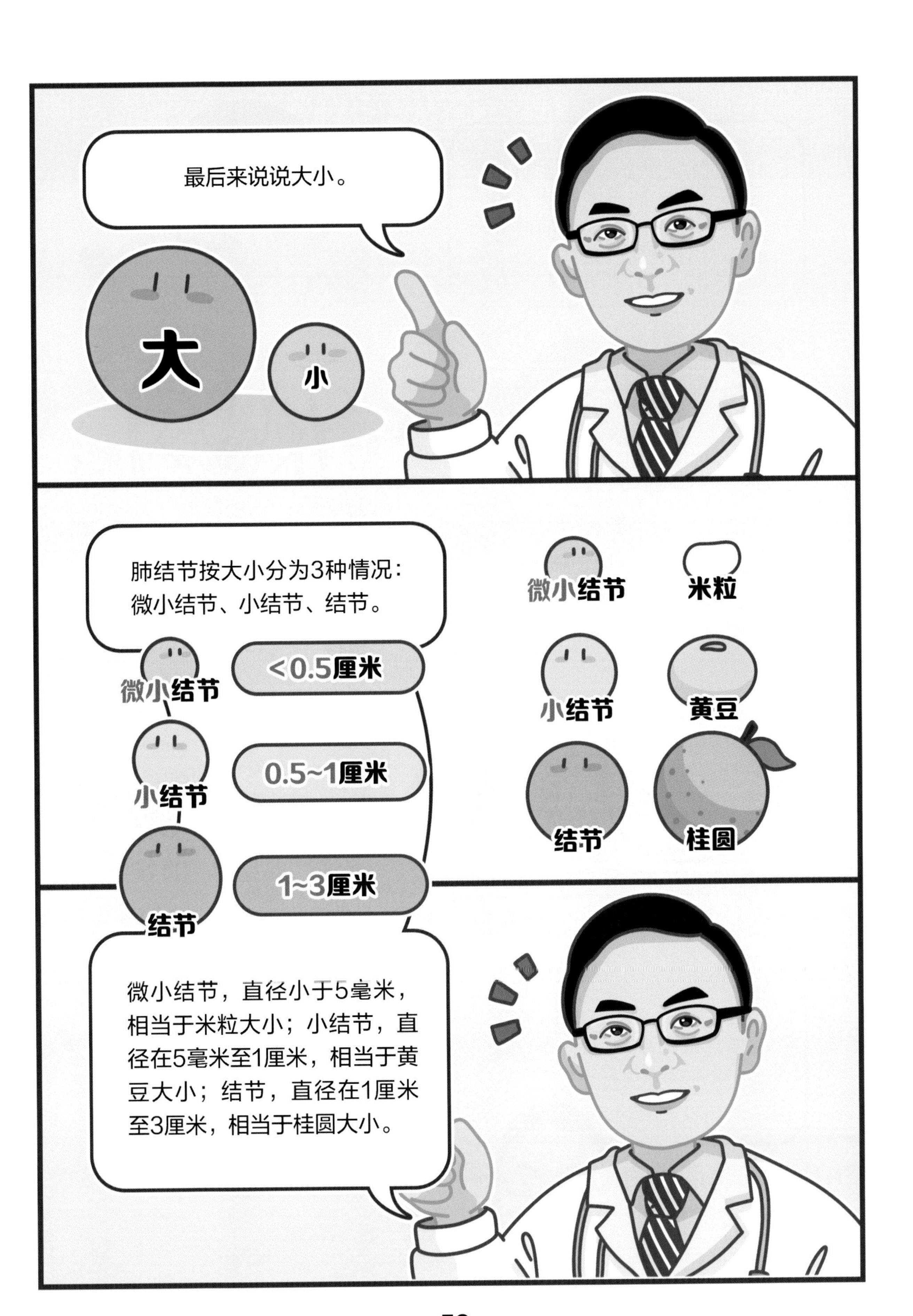
最后来说说大小。
大
小
肺结节按大小分为3种情况：
微小结节、小结节、结节。
微小结节
<0.5厘米
小结节
0.5~1厘米
结节
1~3厘米
微小结节
米粒
小结节
黄豆
结节
桂圆
微小结节，直径小于5毫米，
相当于米粒大小；小结节，直
径在5毫米至1厘米，相当于黄
豆大小；结节，直径在1厘米
至3厘米，相当于桂圆大小。

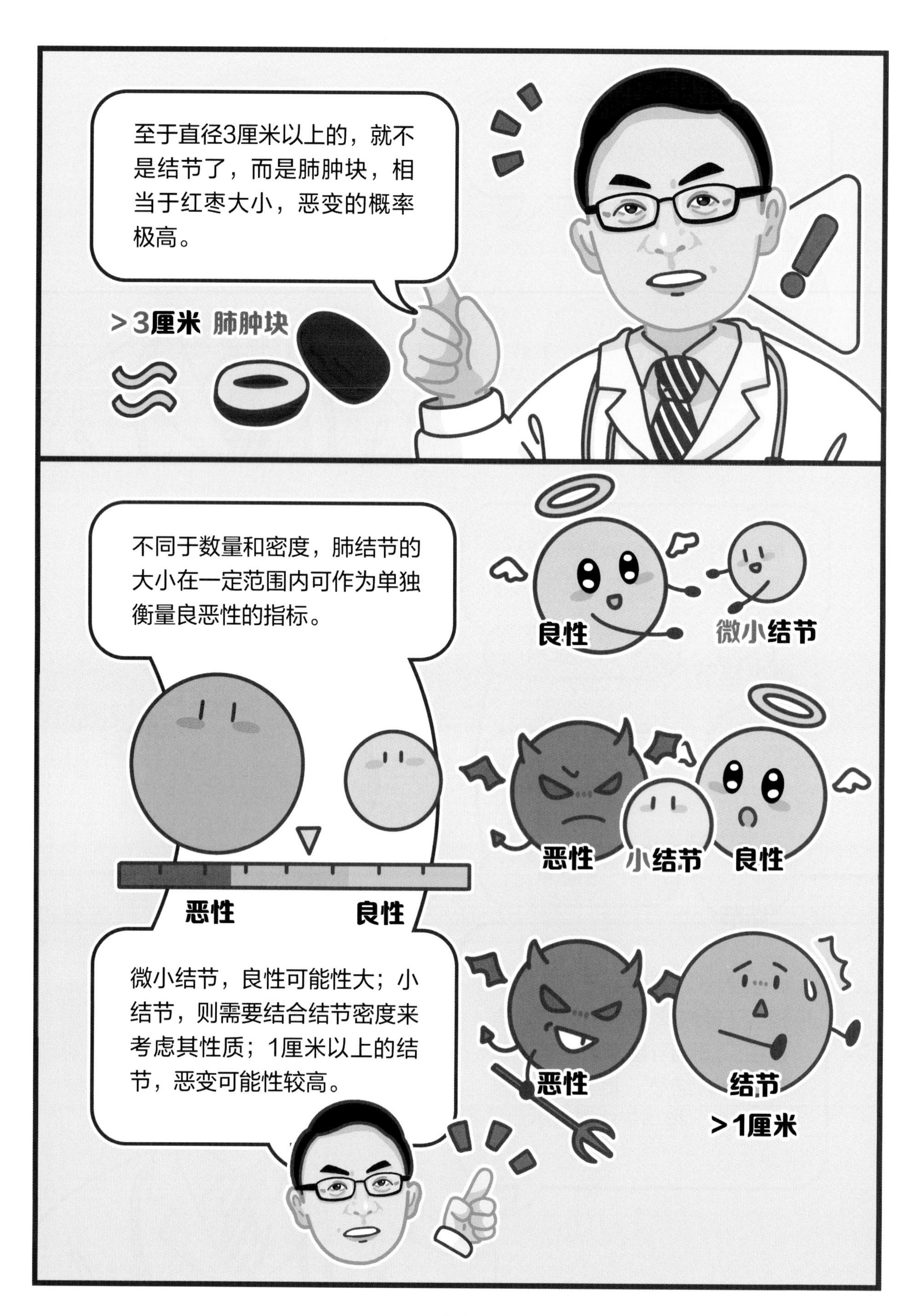
至于直径3厘米以上的，就不是结节了，而是肺肿块，相当于红枣大小，恶变的概率极高。
>3厘米 肺肿块
不同于数量和密度，肺结节的大小在一定范围内可作为单独衡量良恶性的指标。
良性
微小结节
恶性
良性
恶性
小结节
良性
微小结节，良性可能性大；小结节，则需要结合结节密度来考虑其性质；1厘米以上的结节，恶变可能性较高。
恶性
结节
>1厘米

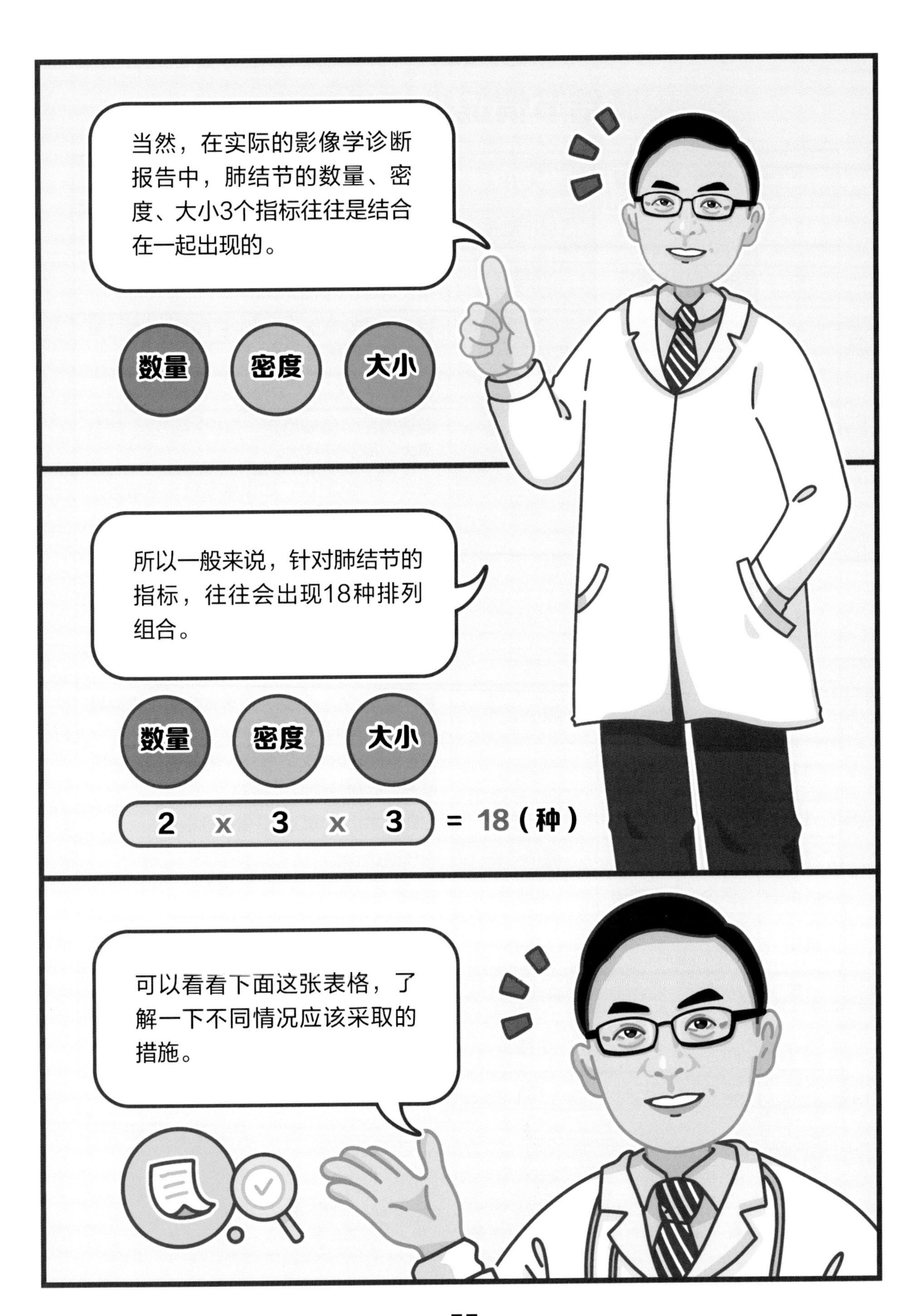
当然，在实际的影像学诊断报告中，肺结节的数量、密度、大小3个指标往往是结合在一起出现的。
数量
密度
大小
所以一般来说，针对肺结节的指标，往往会出现18种排列组合。
数量
密度
大小
2 x 3 x 3 = 18（种）
可以看看下面这张表格，了解一下不同情况应该采取的措施。

肺结节情况措施对照表

	数量	密度	大小	措施
1	单个	实性	微小结节	每年随访1次。
2	单个	实性	小结节	随访为主。结节稳定，每6个月1次；结节增大，每3个月1次。
3	单个	实性	结节	做手术或穿刺活检，做PET-CT检查了解结节的代谢情况。
4	单个	磨玻璃	微小结节	每年随访1次。
5	单个	磨玻璃	小结节	随访为主。结节稳定，每6个月1次；结节增大，每3个月1次。
6	单个	磨玻璃	结节	每3个月随访1次。如果结节稳定不增大，继续随访；如果结节增大，需要手术干预。患者焦虑，手术意愿强烈，也可做手术。
7	单个	混合性	微小结节	每年随访1次。
8	单个	混合性	小结节	密切随访，每3个月随访1次，有增大或密度变化后要进行手术治疗。
9	单个	混合性	结节	一般情况下，需要手术干预。
10	多个	实性	微小结节	每年随访1次。此外，需要询问病史排除其他肿瘤转移的可能。
11	多个	实性	小结节	每6个月随访1次。此外，需要询问病史排除其他肿瘤转移的可能。
12	多个	实性	结节	立即手术切除病灶，并做病理检查。
13	多个	磨玻璃	微小结节	每年随访1次。
14	多个	磨玻璃	小结节	每6个月随访1次。
15	多个	磨玻璃	结节	抓大放小，对直径超过1厘米的结节进行手术干预，对小结节和微小结节继续随访。
16	多个	混合性	微小结节	密切随访，每3~6个月随访1次。
17	多个	混合性	小结节	关注混合性结节的性质，如果实性比例超过50%,需要手术干预；其他结节继续随访。
18	多个	混合性	结节	立即手术切除结节病灶，并做病理检查。

附注：

1.随访，即进行肺CT 检查。随访频率会根据当前检查结果与前次对比后进行调整。

2.如果是首次检查出现的情况，需要结合如呼吸道症状等其他病史进行判断。

3.多个结节者，以最大结节的大小为衡量标准。

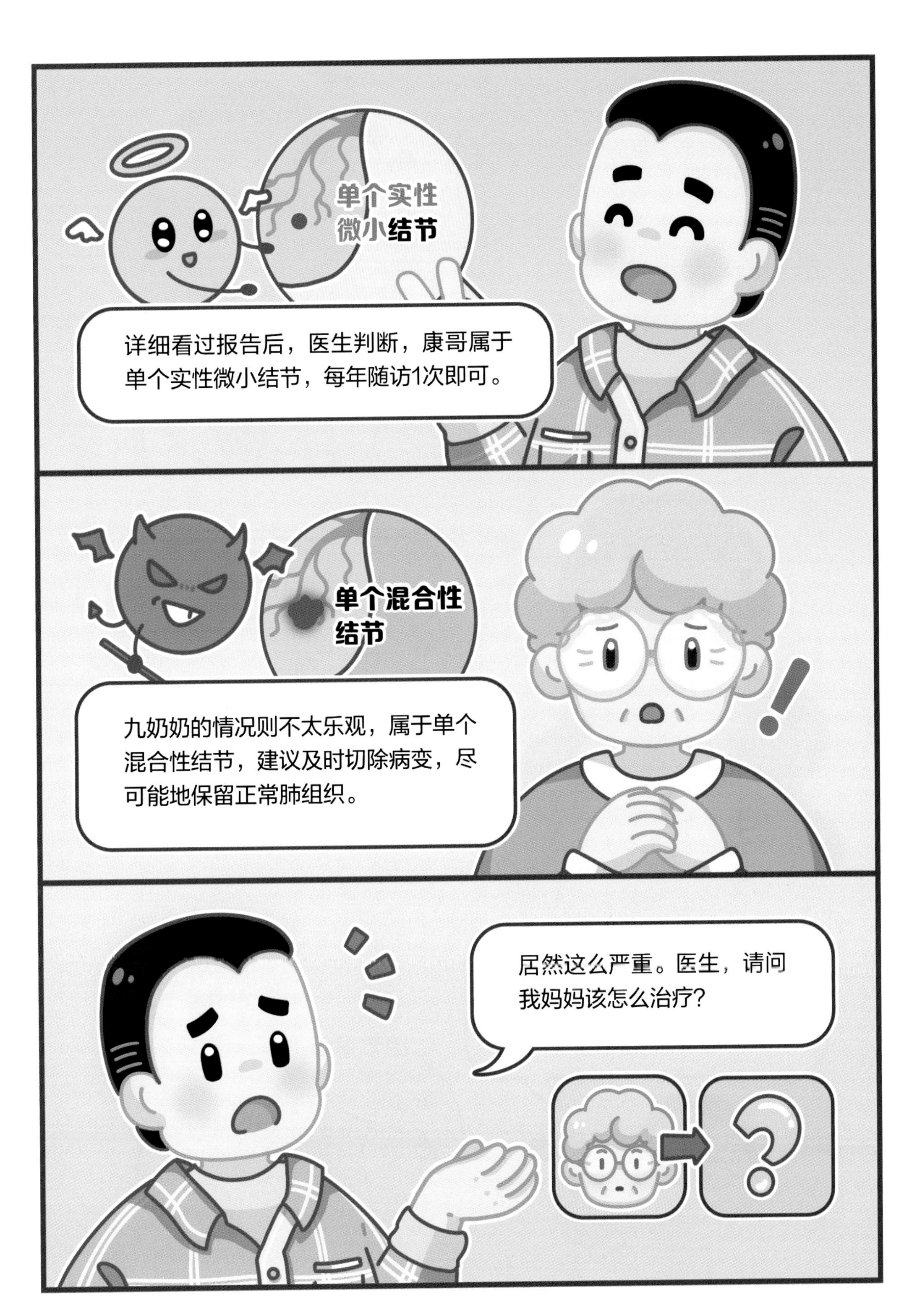
单个实性
微小结节
详细看过报告后，医生判断，康哥属于单个实性微小结节，每年随访1次即可。
单个混合性
结节
九奶奶的情况则不太乐观，属于单个混合性结节，建议及时切除病变，尽可能地保留正常肺组织。
居然这么严重。医生，请问我妈妈该怎么治疗？

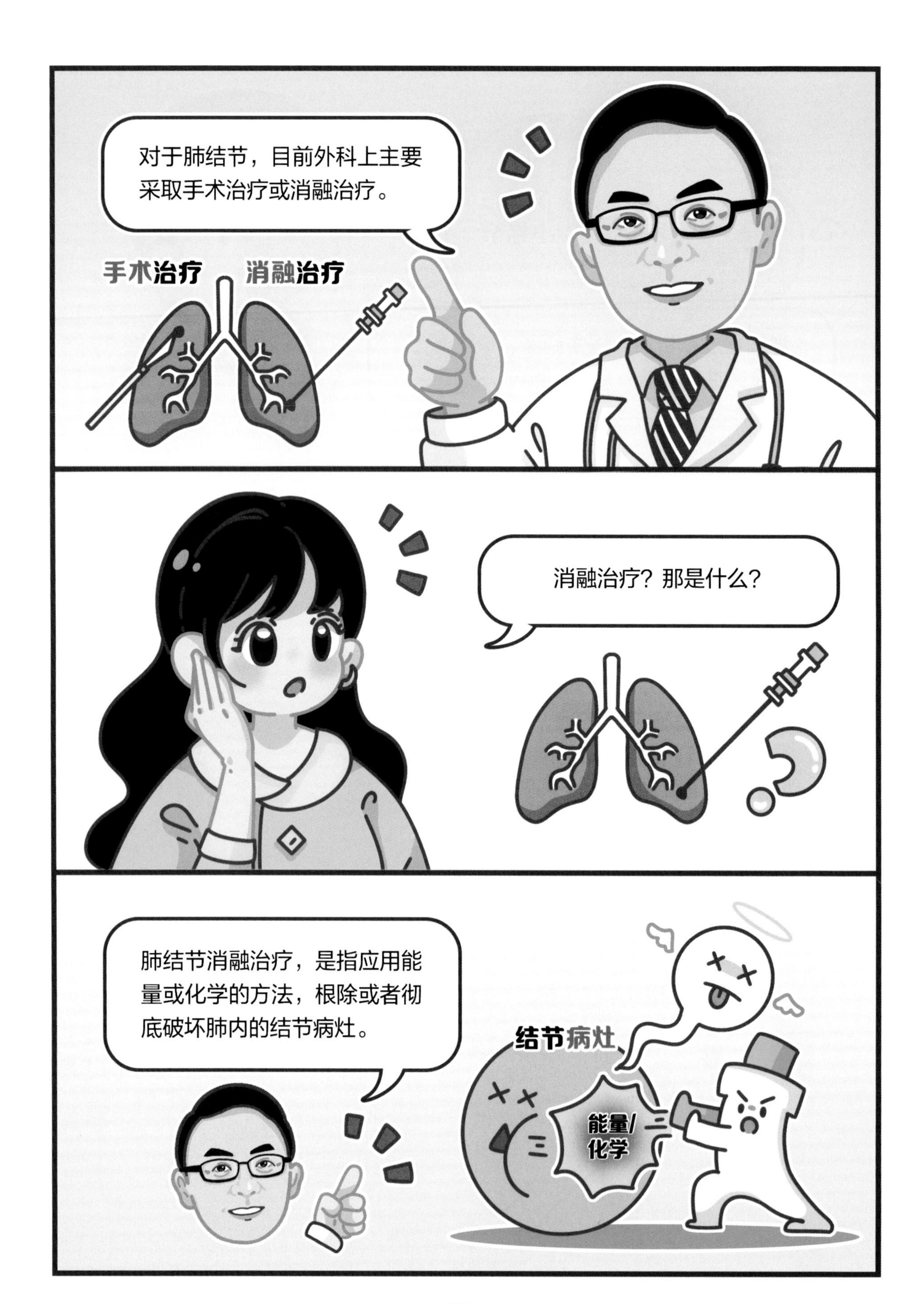

对于肺结节，目前外科上主要采取手术治疗或消融治疗。
手术治疗
消融治疗
消融治疗？那是什么？
肺结节消融治疗，是指应用能量或化学的方法，根除或者彻底破坏肺内的结节病灶。
结节病灶
能量/化学

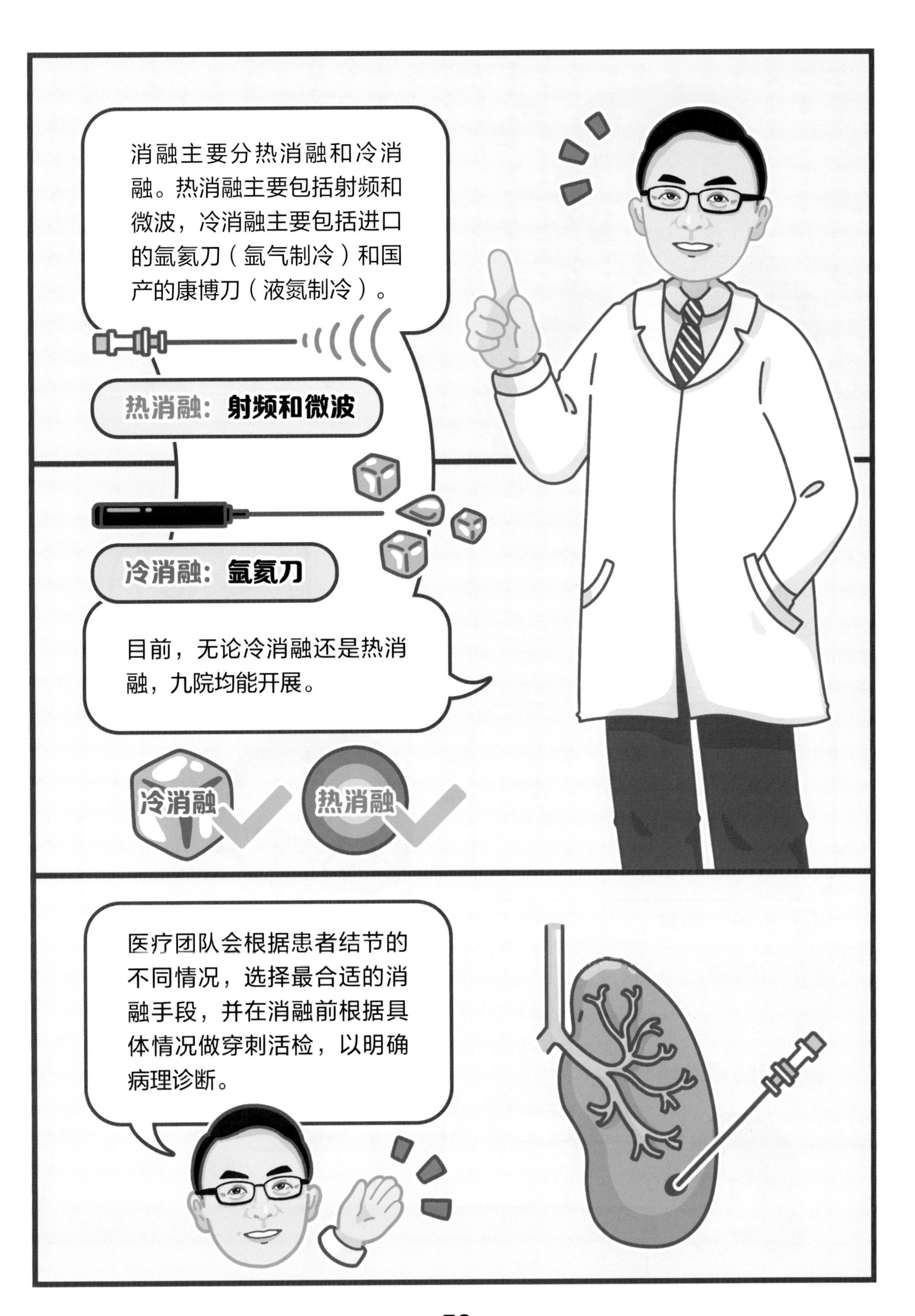
消融主要分热消融和冷消融。热消融主要包括射频和微波，冷消融主要包括进口的氩氦刀（氩气制冷）和国产的康博刀（液氮制冷）。
热消融：射频和微波
冷消融：氩氦刀
目前，无论冷消融还是热消融，九院均能开展。
冷消融
热消融
医疗团队会根据患者结节的不同情况，选择最合适的消融手段，并在消融前根据具体情况做穿刺活检，以明确病理诊断。

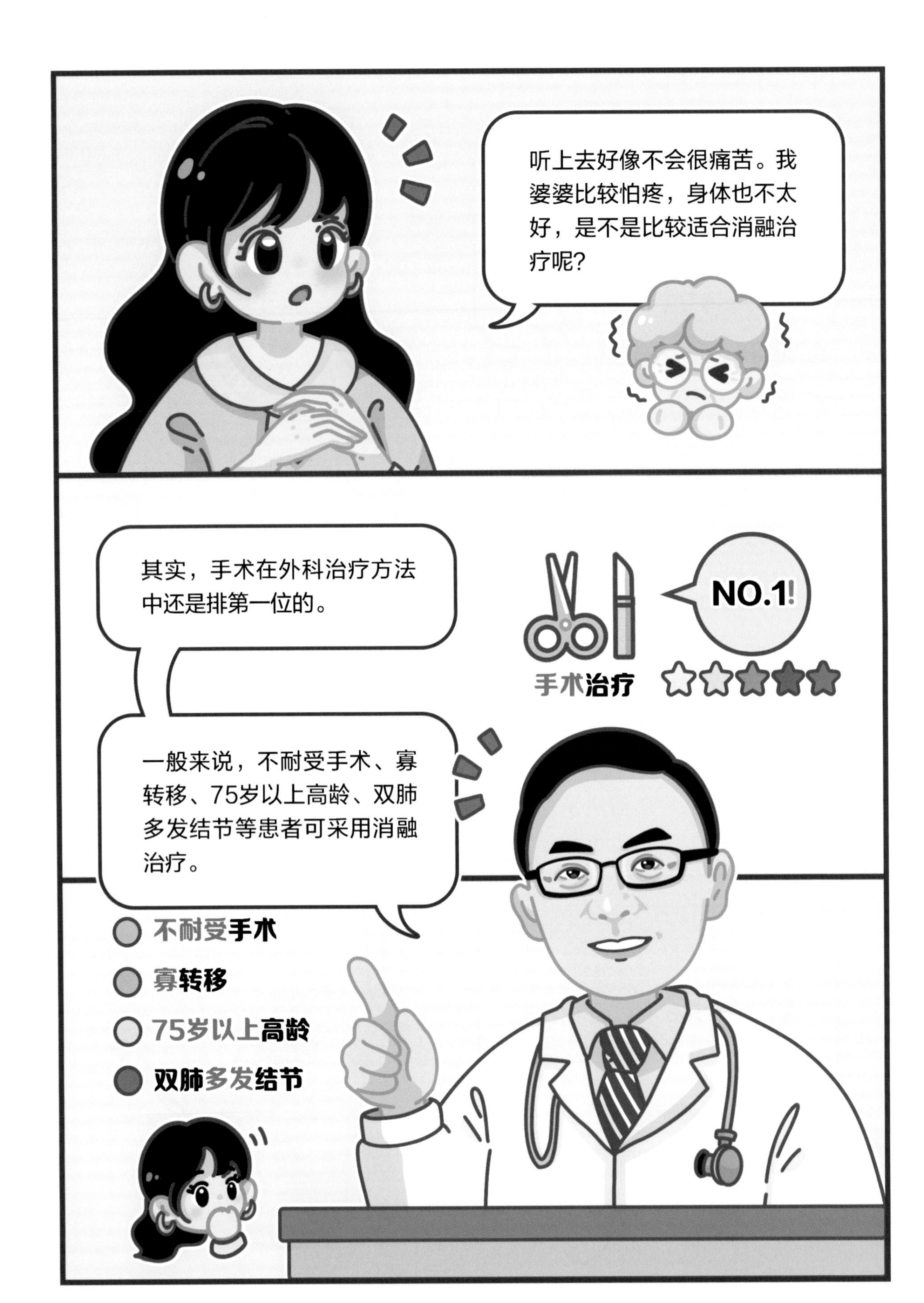
听上去好像不会很痛苦。我婆婆比较怕疼，身体也不太好，是不是比较适合消融治疗呢？
其实，手术在外科治疗方法中还是排第一位的。
NO.1!
手术治疗
一般来说，不耐受手术、寡转移、75岁以上高龄、双肺多发结节等患者可采用消融治疗。
不耐受手术
寡转移
75岁以上高龄
双肺多发结节

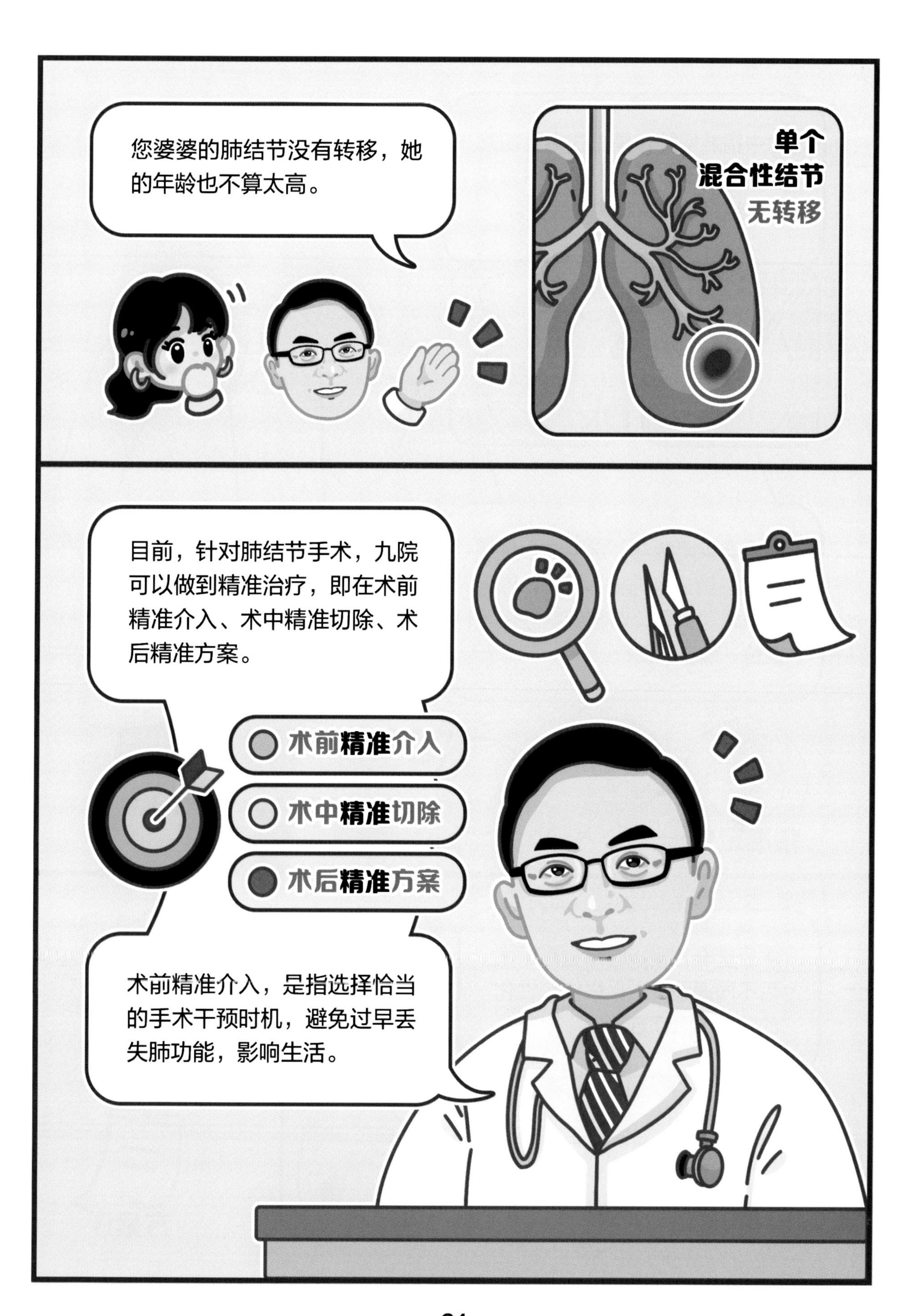
您婆婆的肺结节没有转移，她的年龄也不算太高。
单个
混合性结节
无转移
目前，针对肺结节手术，九院可以做到精准治疗，即在术前精准介入、术中精准切除、术后精准方案。
术前精准介入
术中精准切除
术后精准方案
术前精准介入，是指选择恰当的手术干预时机，避免过早丢失肺功能，影响生活。

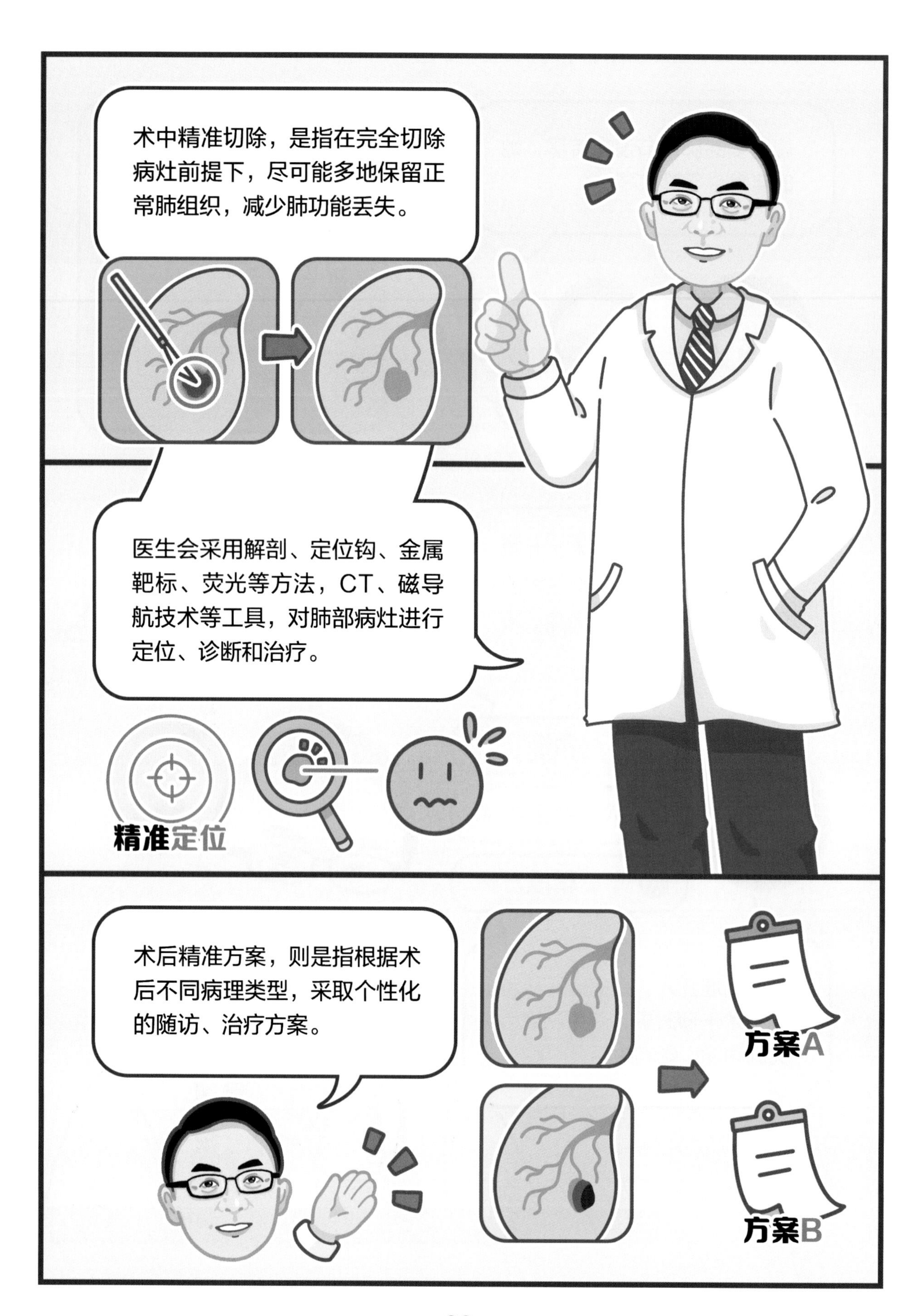
术中精准切除，是指在完全切除病灶前提下，尽可能多地保留正常肺组织，减少肺功能丢失。
医生会采用解剖、定位钩、金属靶标、荧光等方法，CT、磁导航技术等工具，对肺部病灶进行定位、诊断和治疗。
精准定位
术后精准方案，则是指根据术后不同病理类型，采取个性化的随访、治疗方案。
方案A
方案B

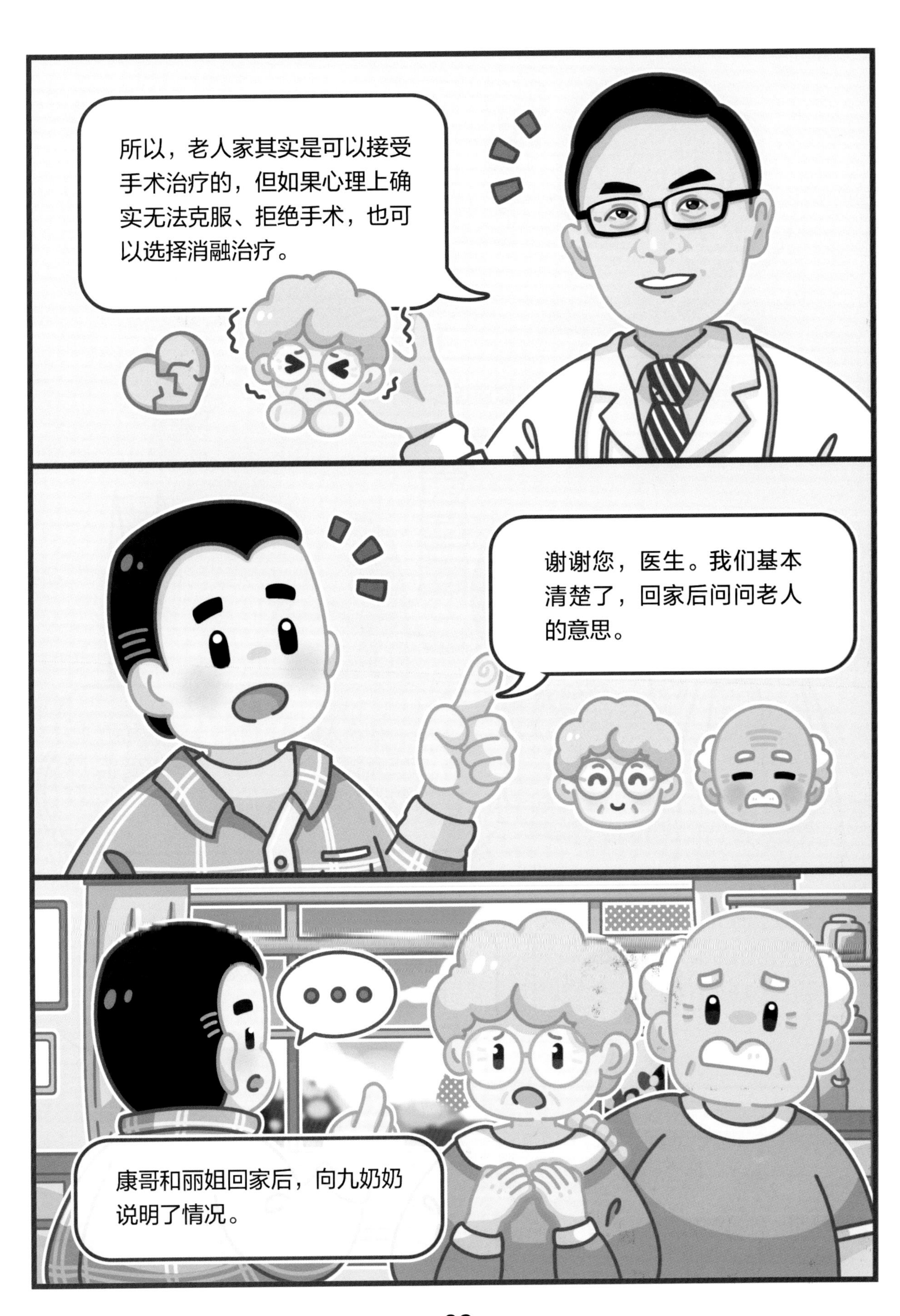
所以，老人家其实是可以接受手术治疗的，但如果心理上确实无法克服、拒绝手术，也可以选择消融治疗。
谢谢您，医生。我们基本清楚了，回家后问问老人的意思。
康哥和丽姐回家后，向九奶奶说明了情况。

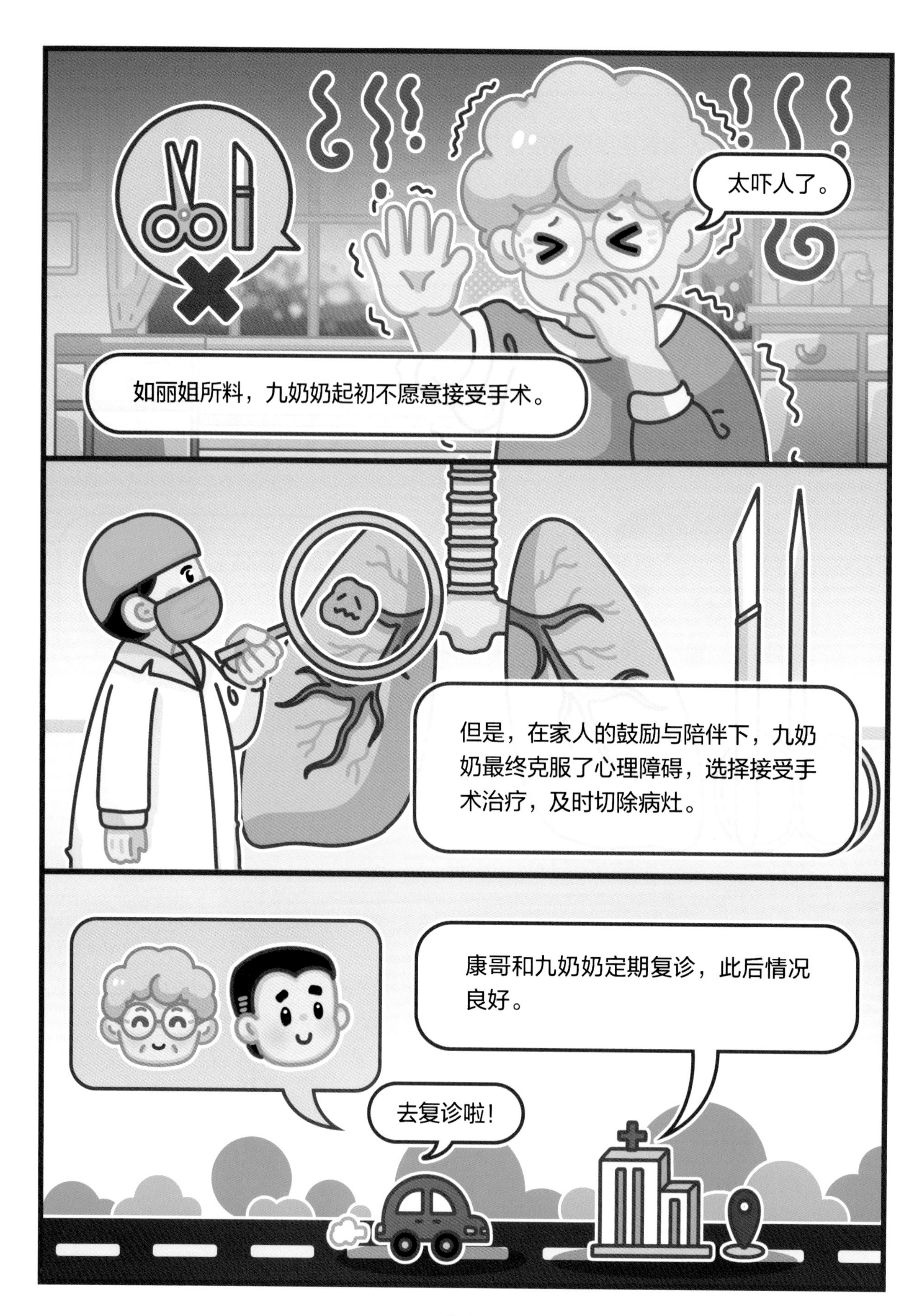
太吓人了。
如丽姐所料，九奶奶起初不愿意接受手术。
但是，在家人的鼓励与陪伴下，九奶奶最终克服了心理障碍，选择接受手术治疗，及时切除病灶。
康哥和九奶奶定期复诊，此后情况良好。
去复诊啦！

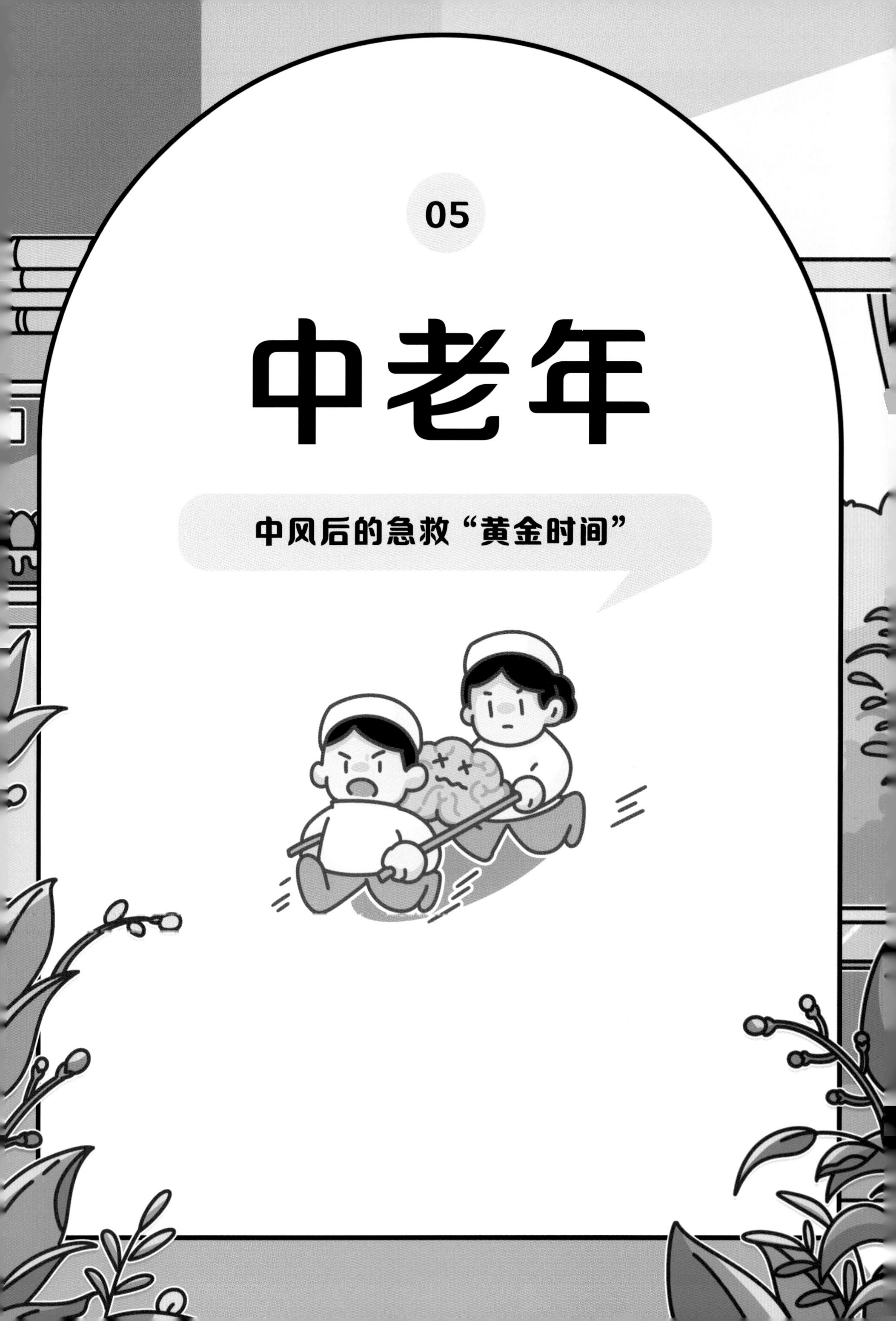
05
中老年
中风后的急救“黄金时间”

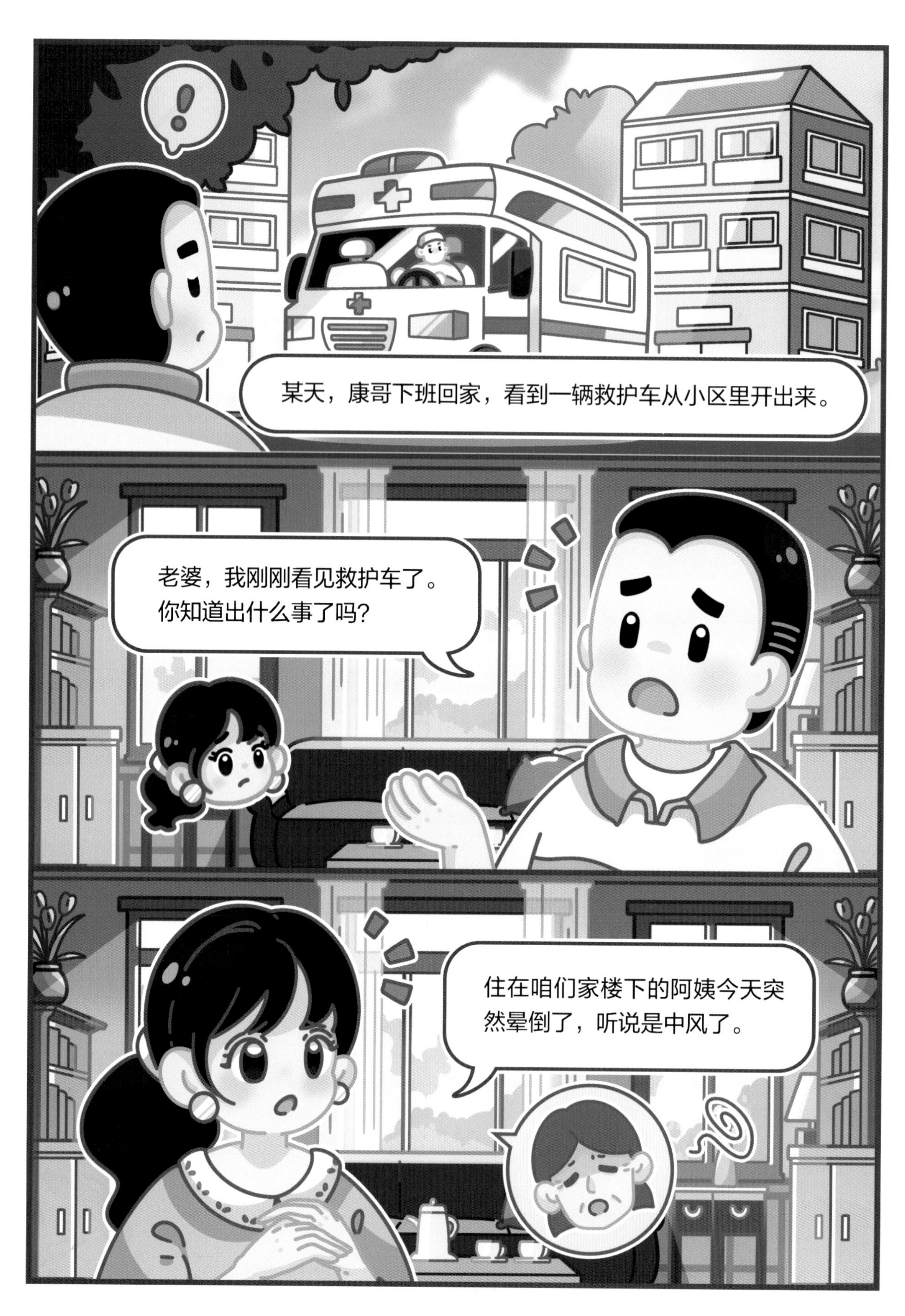
某天，康哥下班回家，看到一辆救护车从小区里开出来。
老婆，我刚刚看见救护车了。你知道出什么事了吗?
住在咱们家楼下的阿姨今天突然晕倒了，听说是中风了。

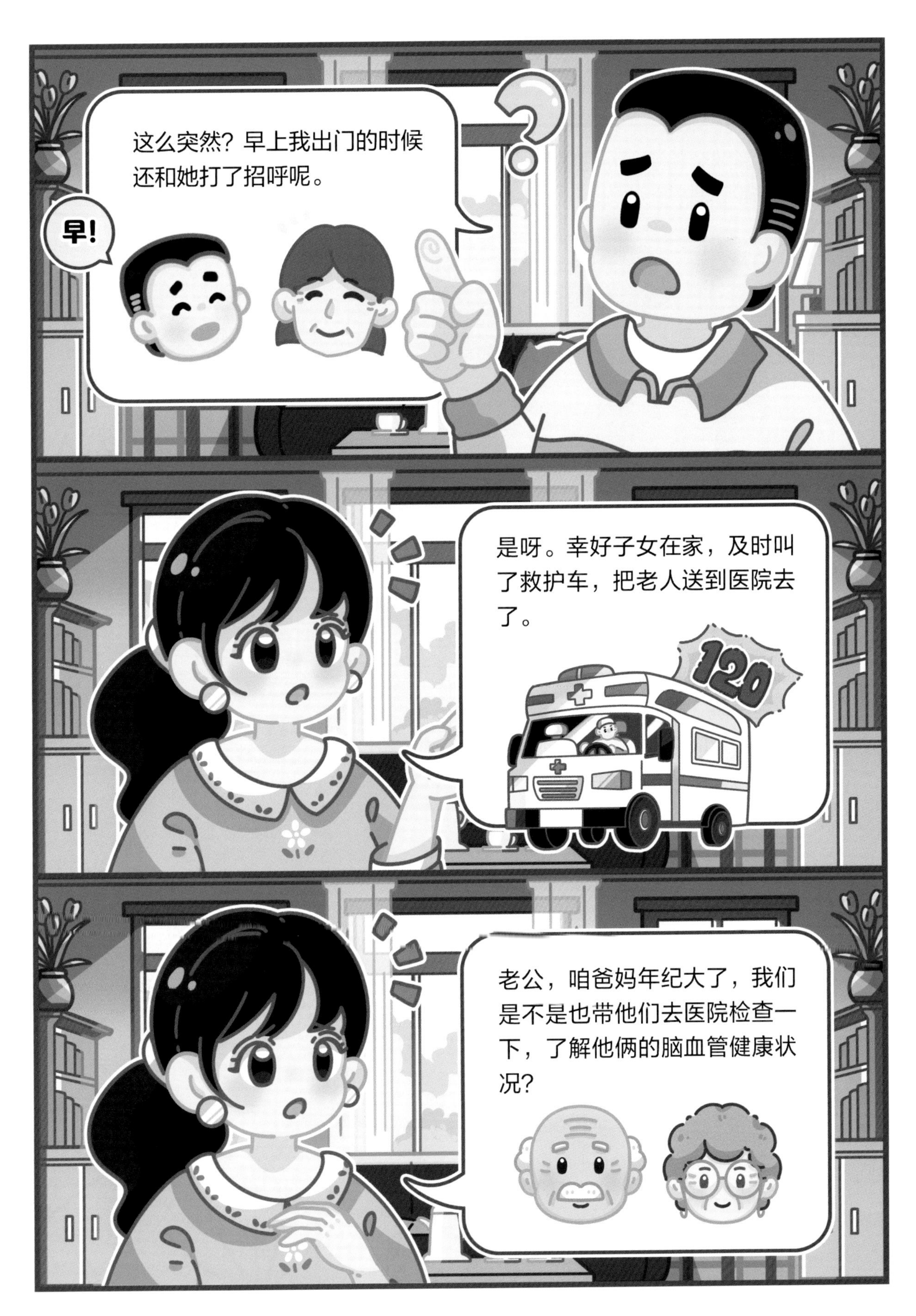
这么突然？早上我出门的时候还和她打了招呼呢。
早！
是呀。幸好子女在家，及时叫了救护车，把老人送到医院去了。
120
老公，咱爸妈年纪大了，我们是不是也带他们去医院检查一下，了解他俩的脑血管健康状况？

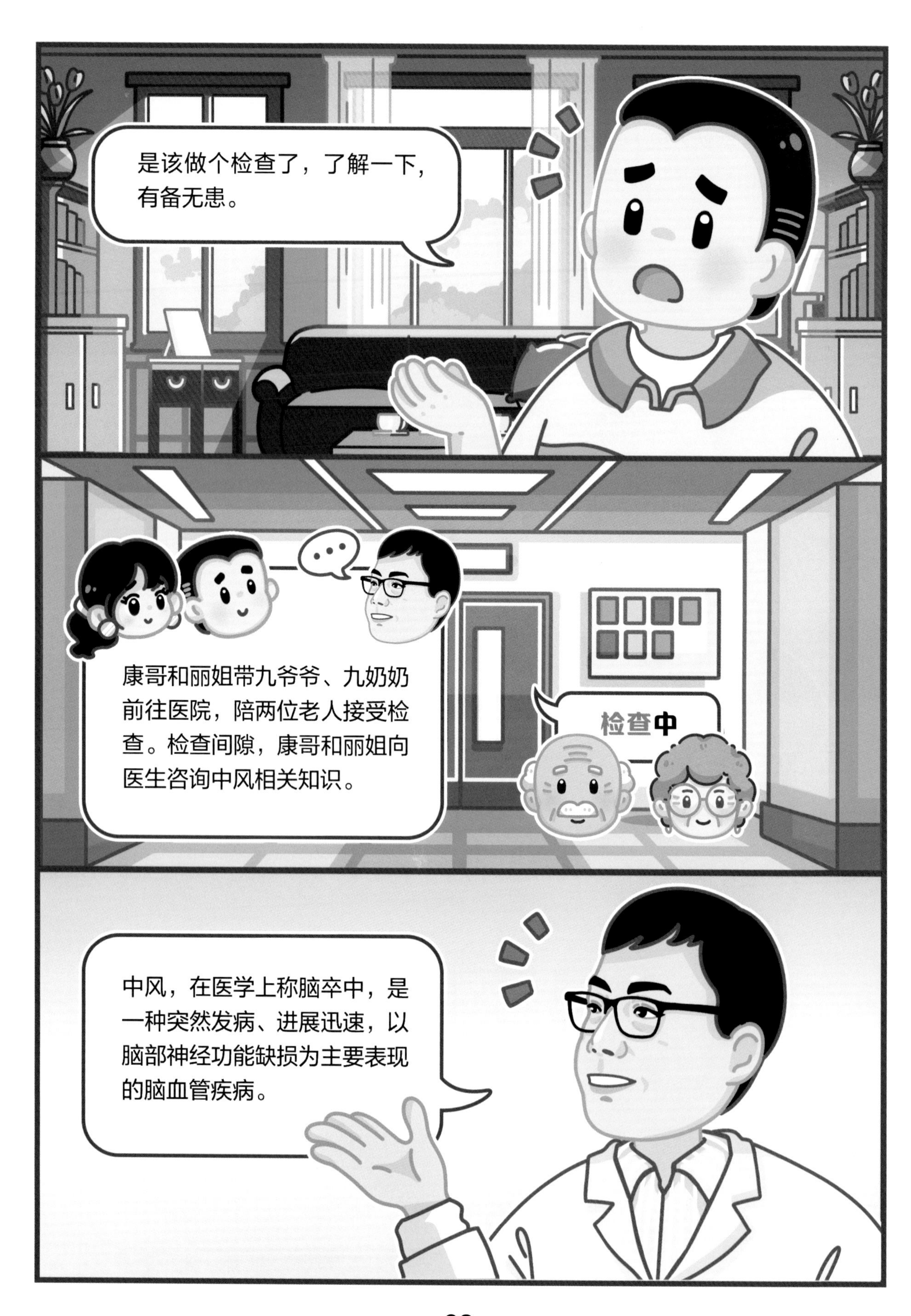
是该做个检查了，了解一下，有备无患。
康哥和丽姐带九爷爷、九奶奶前往医院，陪两位老人接受检查。检查间隙，康哥和丽姐向医生咨询中风相关知识。
检查中
中风，在医学上称脑卒中，是一种突然发病、进展迅速，以脑部神经功能缺损为主要表现的脑血管疾病。

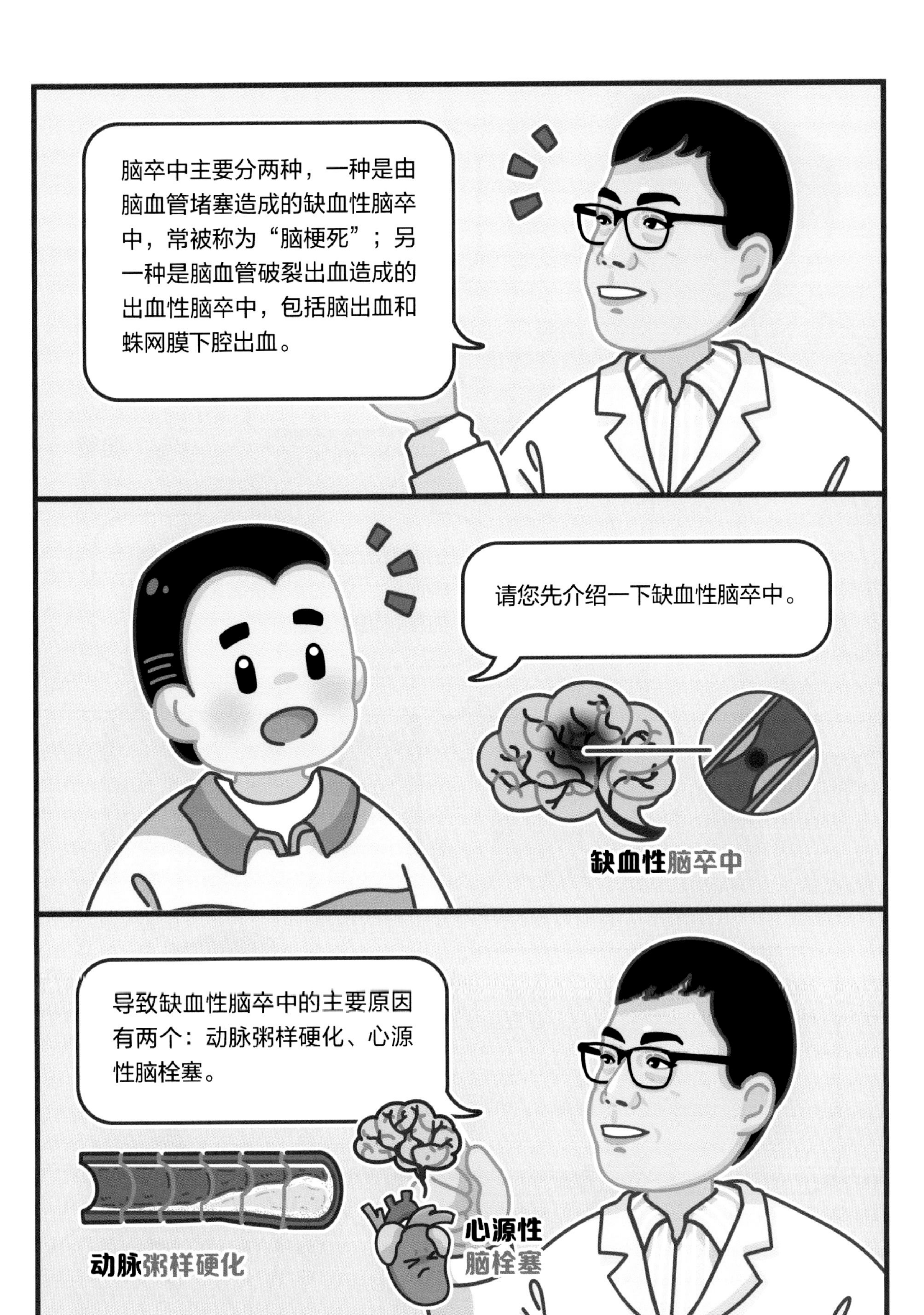

脑卒中主要分两种，一种是由脑血管堵塞造成的缺血性脑卒中，常被称为“脑梗死”；另一种是脑血管破裂出血造成的出血性脑卒中，包括脑出血和蛛网膜下腔出血。
请您先介绍一下缺血性脑卒中。
缺血性脑卒中
导致缺血性脑卒中的主要原因有两个：动脉粥样硬化、心源性脑栓塞。
动脉粥样硬化
心源性脑栓塞

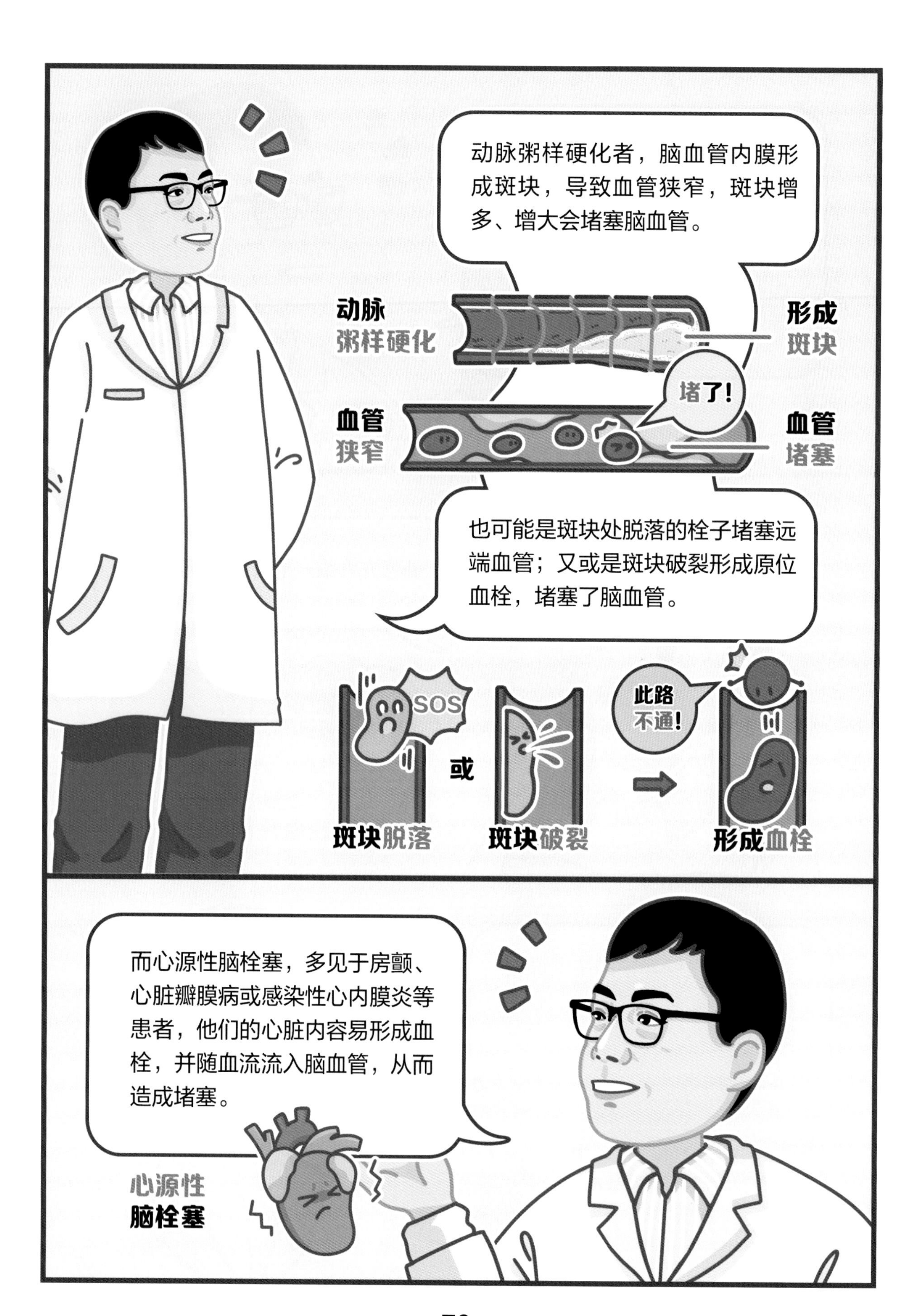
动脉粥样硬化者，脑血管内膜形成斑块，导致血管狭窄，斑块增多、增大会堵塞脑血管。
动脉粥样硬化
形成斑块
堵了!
血管狭窄
血管堵塞
也可能是斑块处脱落的栓子堵塞远端血管；又或是斑块破裂形成原位血栓，堵塞了脑血管。
SOS
或
此路不通!
斑块脱落
斑块破裂
形成血栓
而心源性脑栓塞，多见于房颤、心脏瓣膜病或感染性心内膜炎等患者，他们的心脏内容易形成血栓，并随血流流入脑血管，从而造成堵塞。
心源性脑栓塞

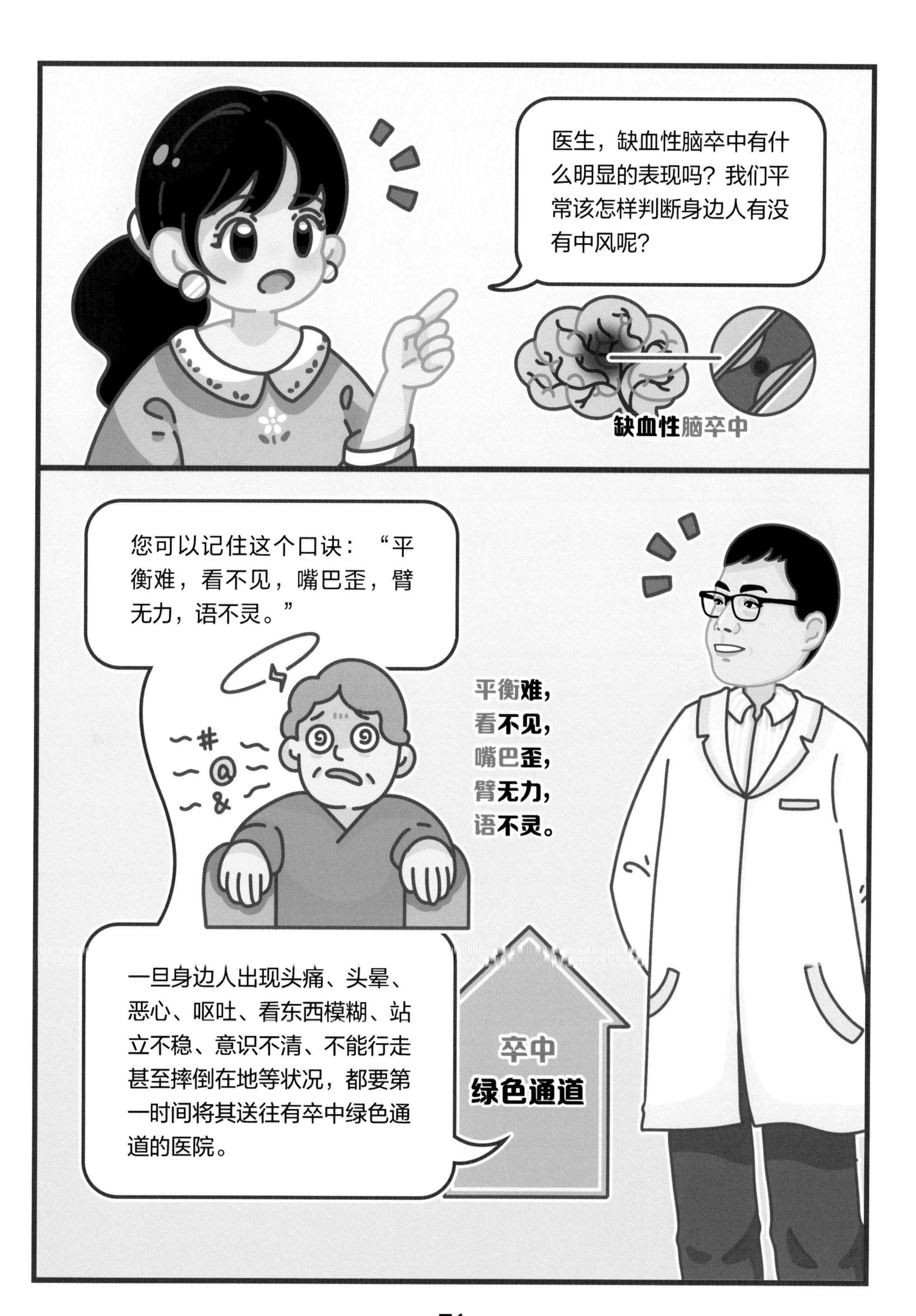
医生，缺血性脑卒中有什么明显的表现吗？我们平常该怎样判断身边人有没有中风呢？
缺血性脑卒中
您可以记住这个口诀：“平衡难，看不见，嘴巴歪，臂无力，语不灵。”
平衡难，
看不见，
嘴巴歪，
臂无力，
语不灵。
一旦身边人出现头痛、头晕、恶心、呕吐、看东西模糊、站立不稳、意识不清、不能行走甚至摔倒在地等状况，都要第一时间将其送往有卒中绿色通道的医院。
卒中
绿色通道

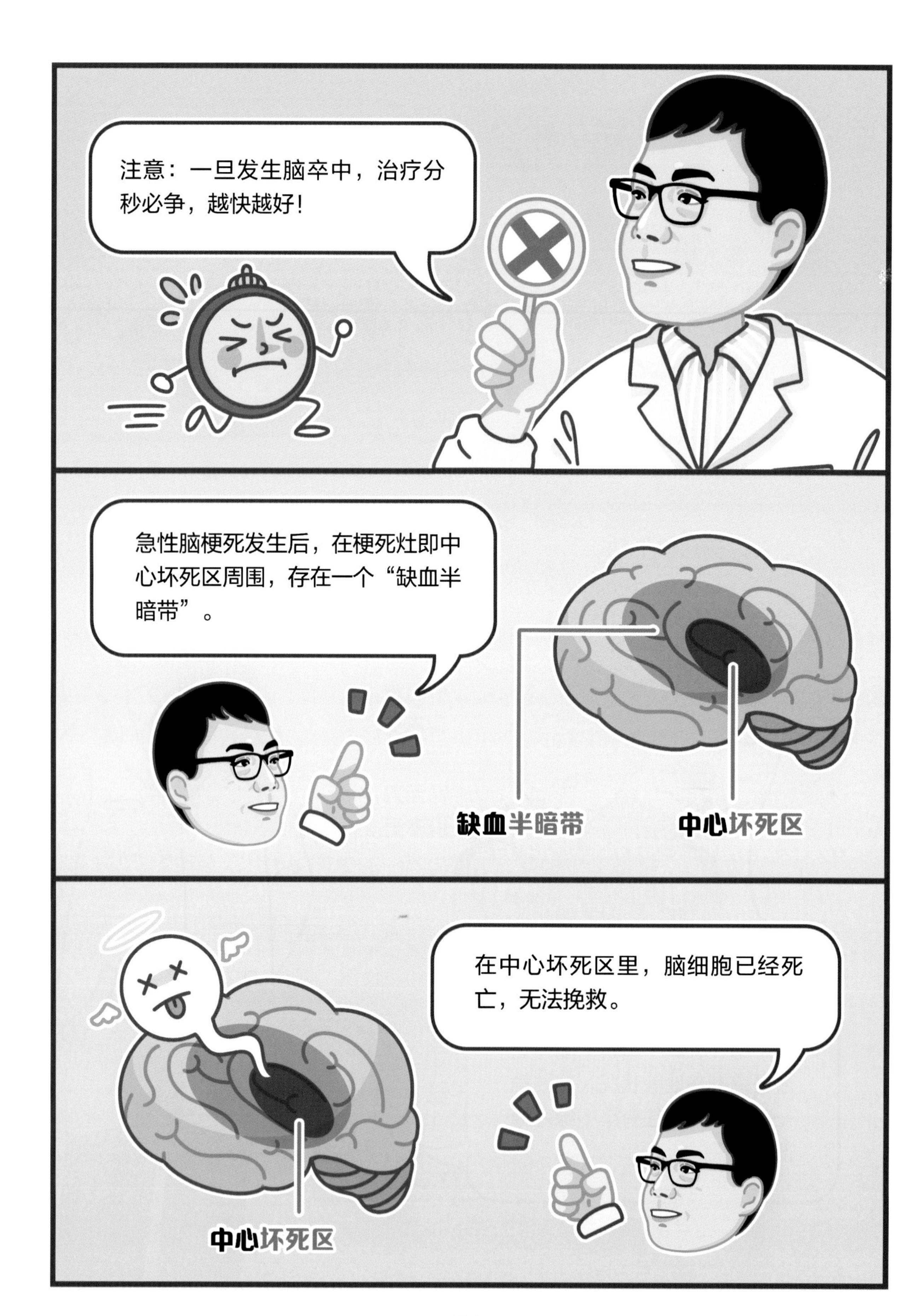
注意：一旦发生脑卒中，治疗分秒必争，越快越好！
急性脑梗死发生后，在梗死灶即中心坏死区周围，存在一个“缺血半暗带”。
缺血半暗带
中心坏死区
在中心坏死区里，脑细胞已经死亡，无法挽救。
中心坏死区

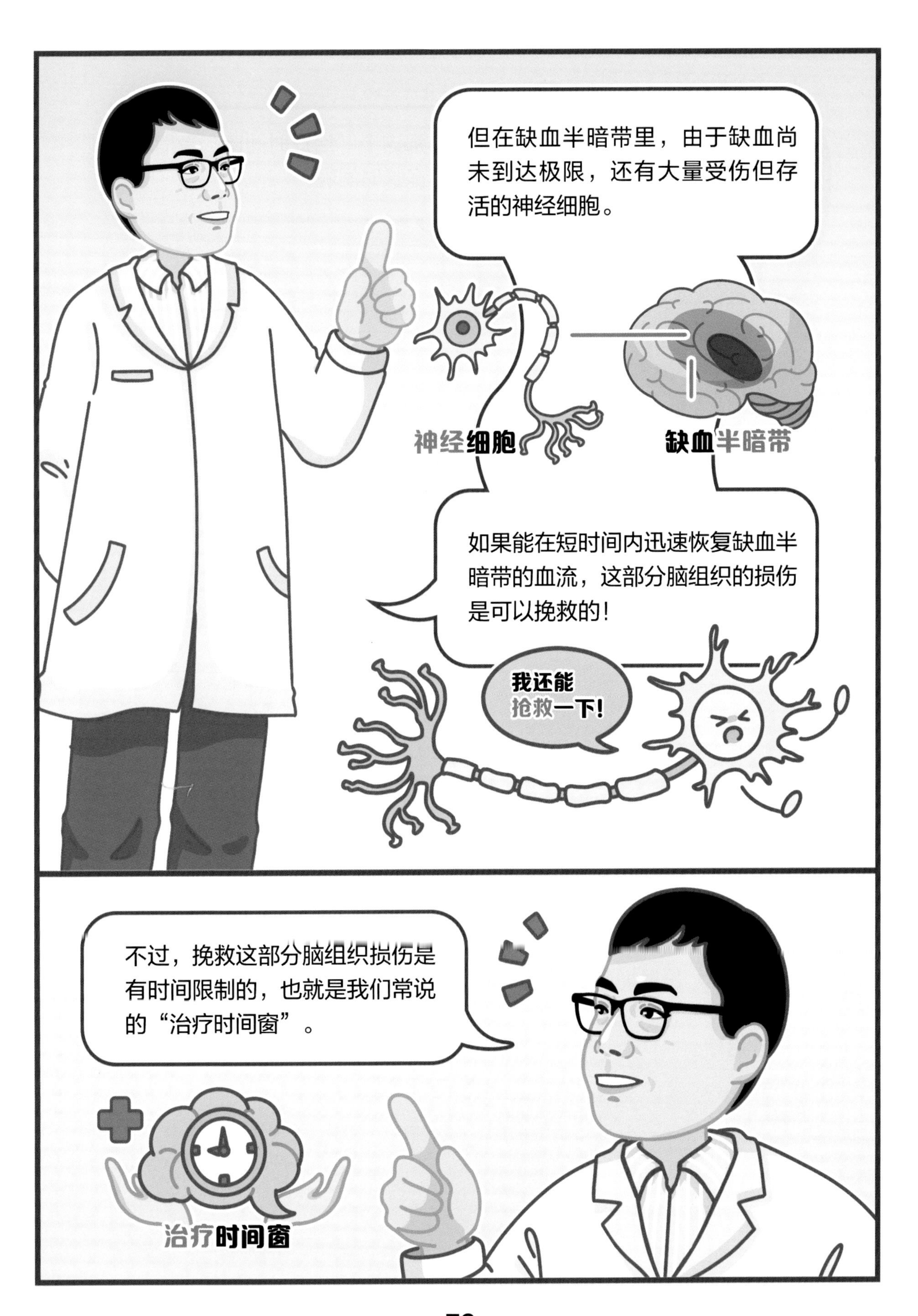
但在缺血半暗带里，由于缺血尚未到达极限，还有大量受伤但存活的神经细胞。
神经细胞
缺血半暗带
如果能在短时间内迅速恢复缺血半暗带的血流，这部分脑组织的损伤是可以挽救的！
我还能抢救一下！
不过，挽救这部分脑组织损伤是有时间限制的，也就是我们常说的“治疗时间窗”。
治疗时间窗

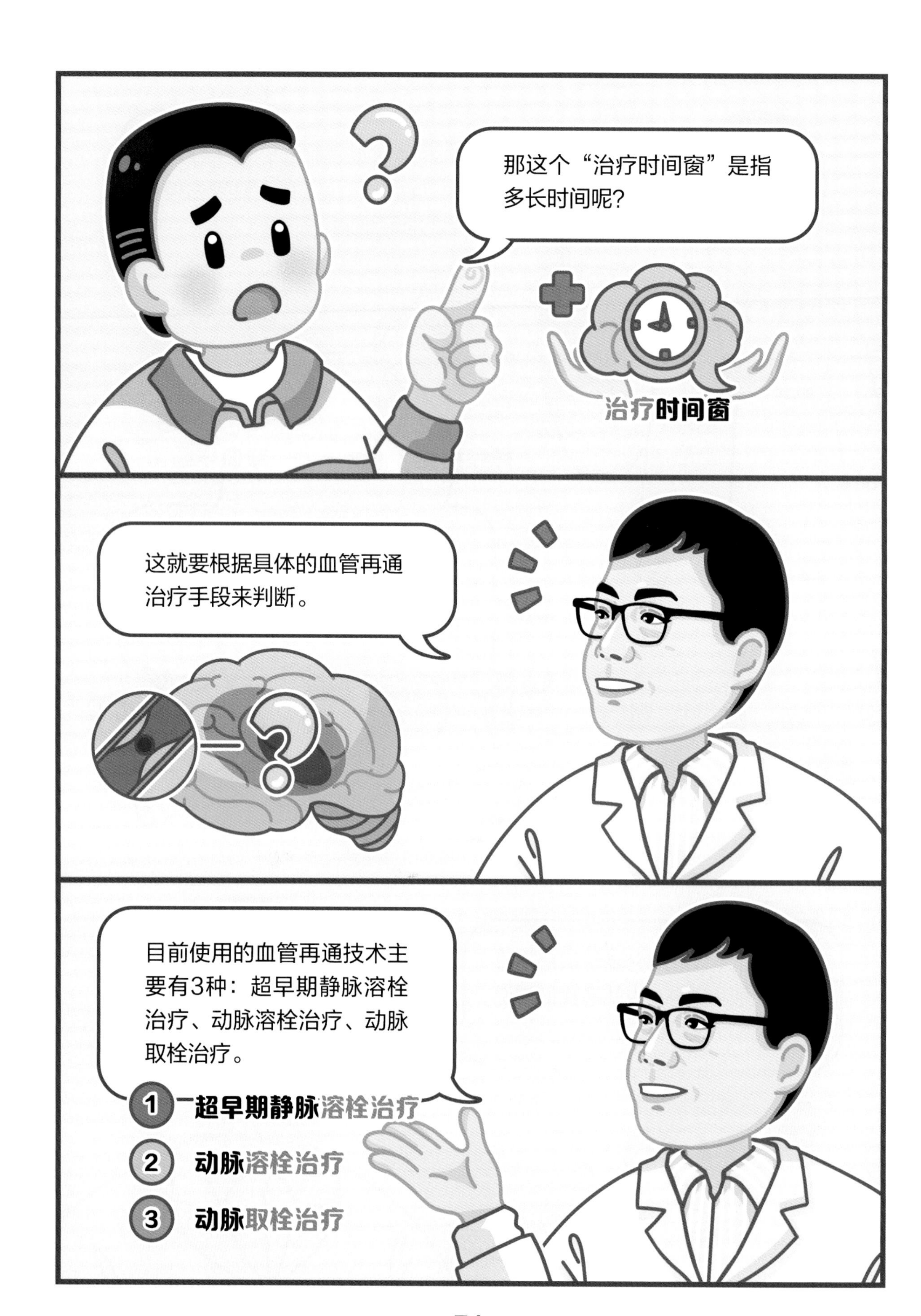
那这个“治疗时间窗”是指多长时间呢？
治疗时间窗
这就要根据具体的血管再通治疗手段来判断。
目前使用的血管再通技术主要有3种：超早期静脉溶栓治疗、动脉溶栓治疗、动脉取栓治疗。
1 超早期静脉溶栓治疗
2 动脉溶栓治疗
3 动脉取栓治疗

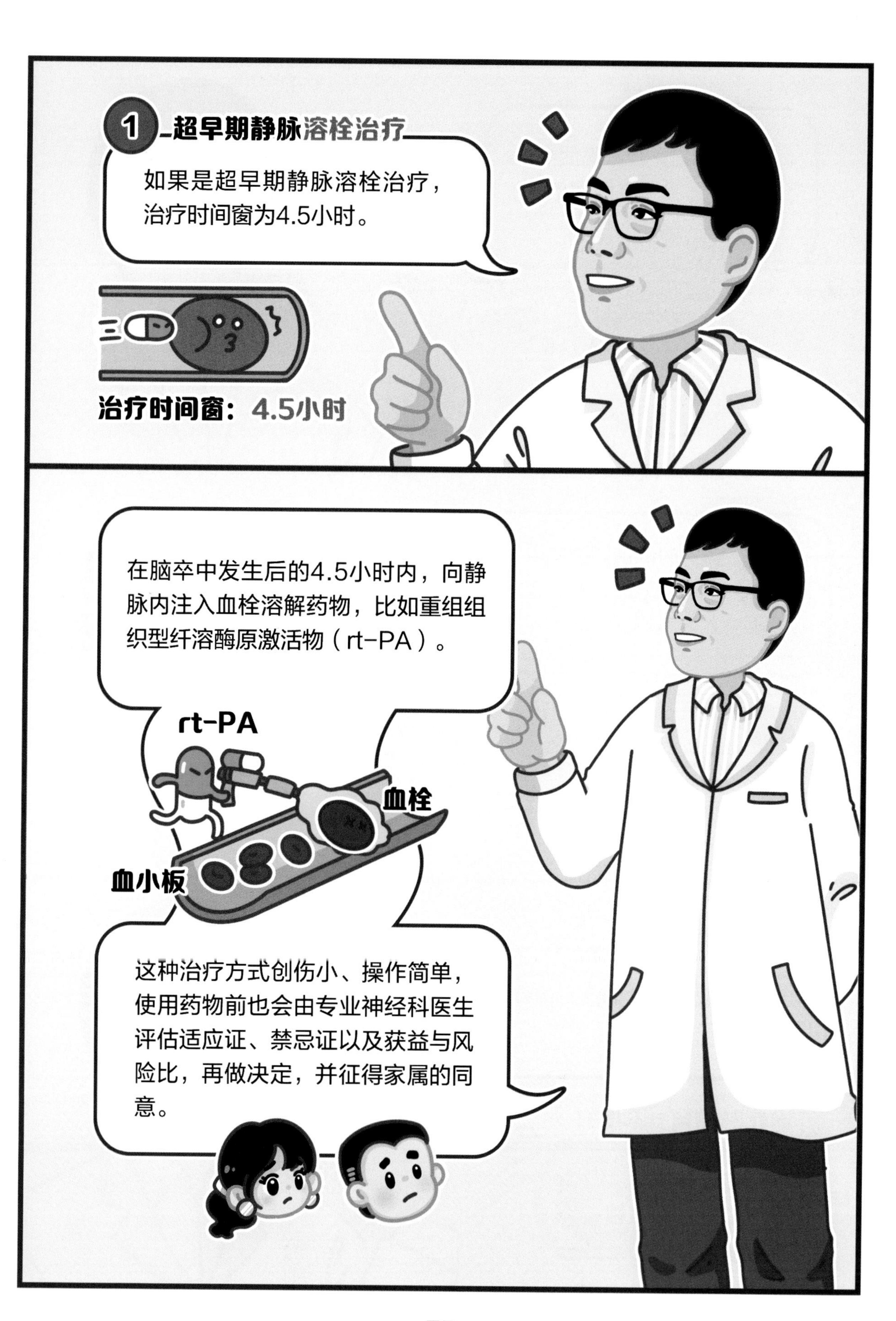
1 超早期静脉溶栓治疗
如果是超早期静脉溶栓治疗，
治疗时间窗为4.5小时。
治疗时间窗：4.5小时
在脑卒中发生后的4.5小时内，向静
脉内注入血栓溶解药物，比如重组组
织型纤溶酶原激活物（rt-PA）。
rt-PA
血栓
血小板
这种治疗方式创伤小、操作简单，
使用药物前也会由专业神经科医生
评估适应证、禁忌证以及获益与风
险比，再做决定，并征得家属的同
意。

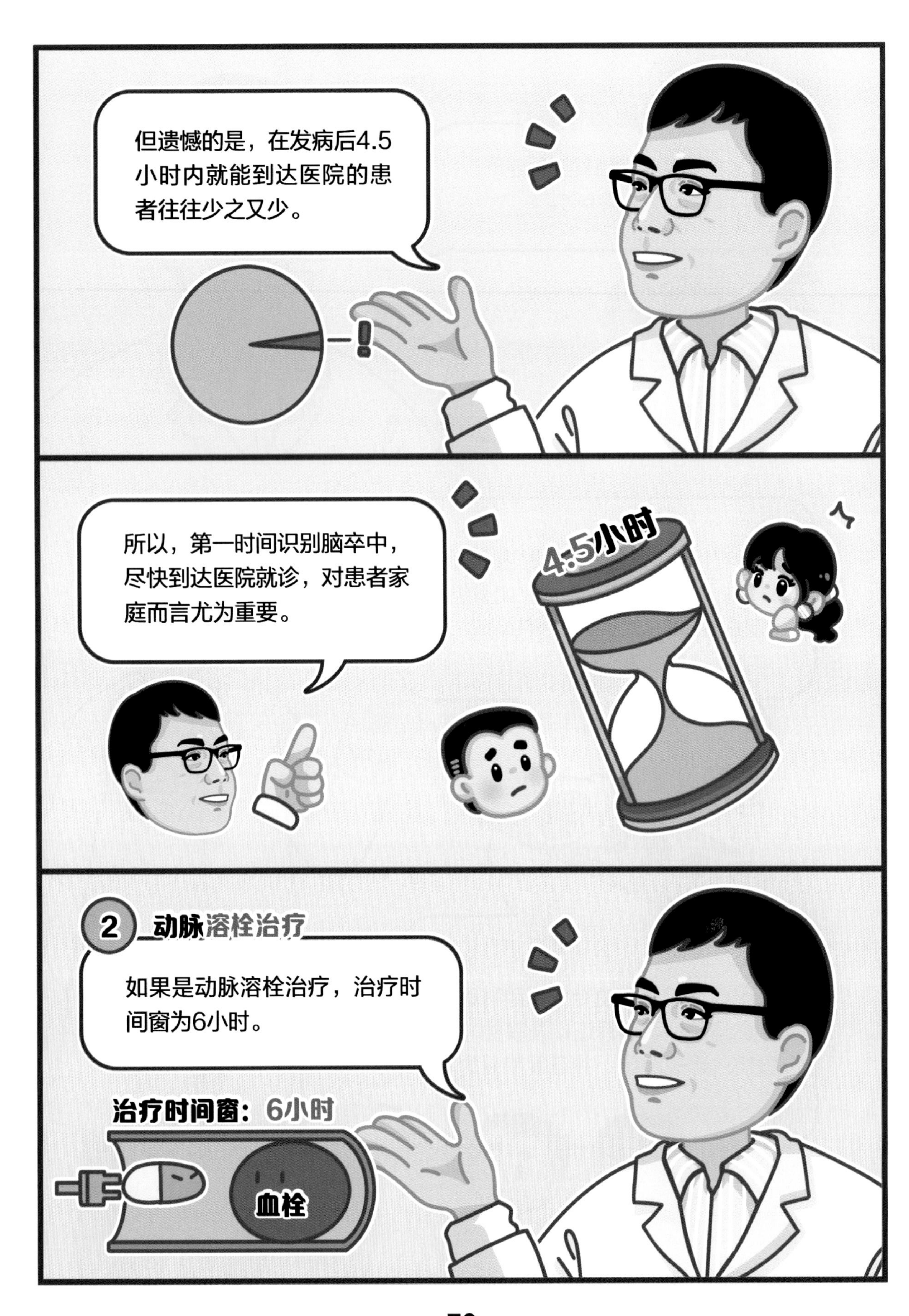
但遗憾的是，在发病后4.5小时内就能到达医院的患者往往少之又少。
所以，第一时间识别脑卒中，尽快到达医院就诊，对患者家庭而言尤为重要。
4.5小时
2 动脉溶栓治疗
如果是动脉溶栓治疗，治疗时间窗为6小时。
治疗时间窗：6小时
血栓

需要通过一个特殊装置，将溶解血栓的药物经动脉血管输送到血栓的位置。

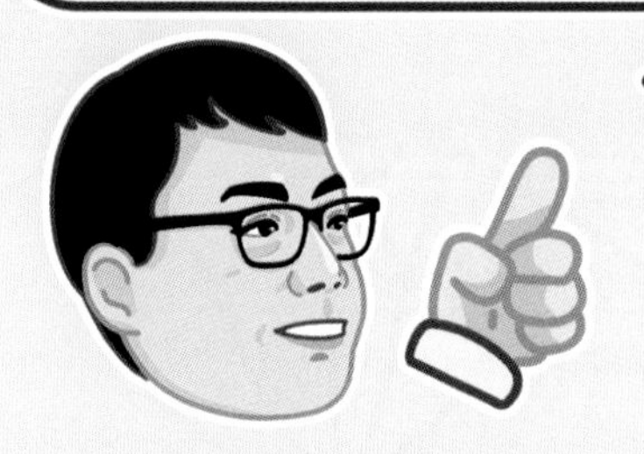

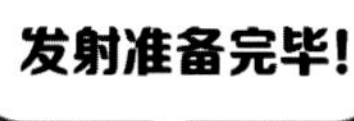

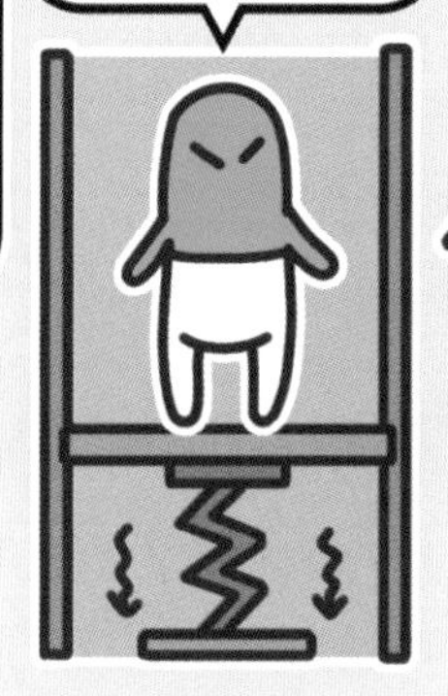

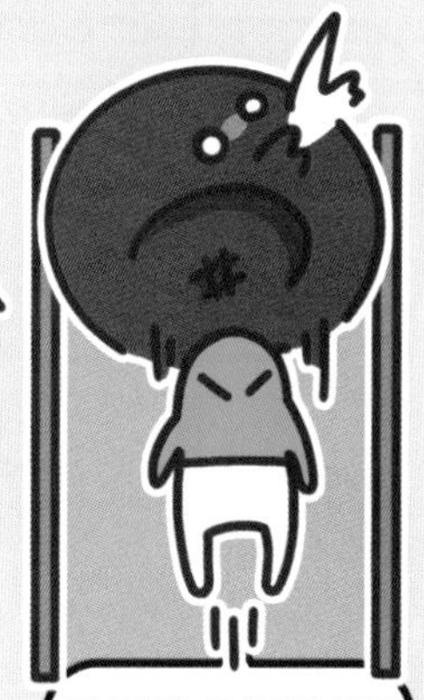

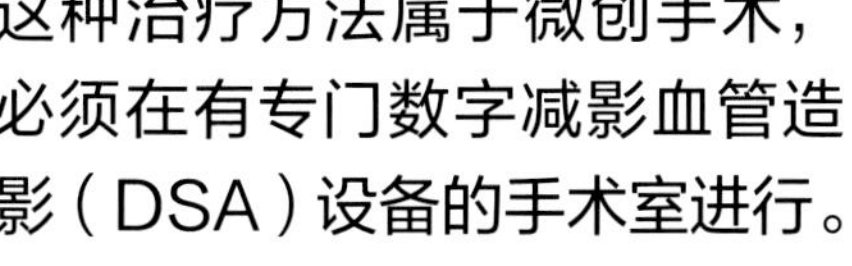

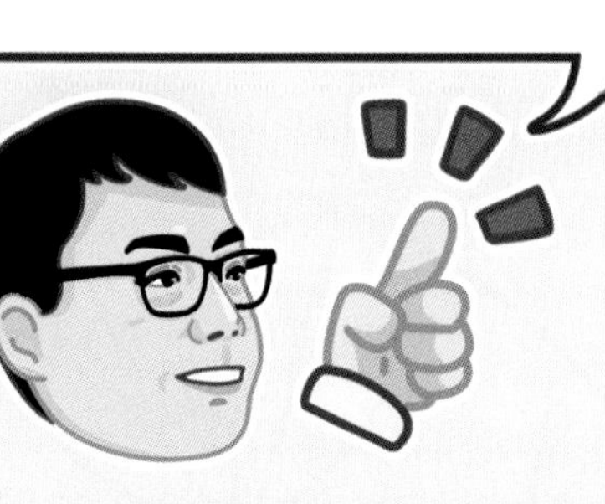

数字减影血管造影（DSA）

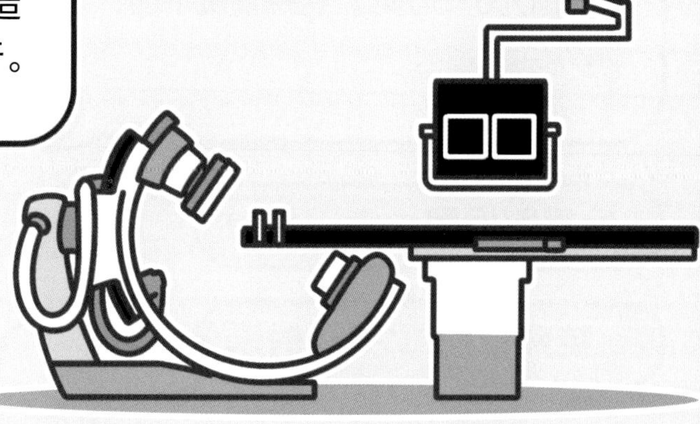

同时，它的启动时间会相对延长，耗费时间多，有的血栓还不一定能成功溶解。

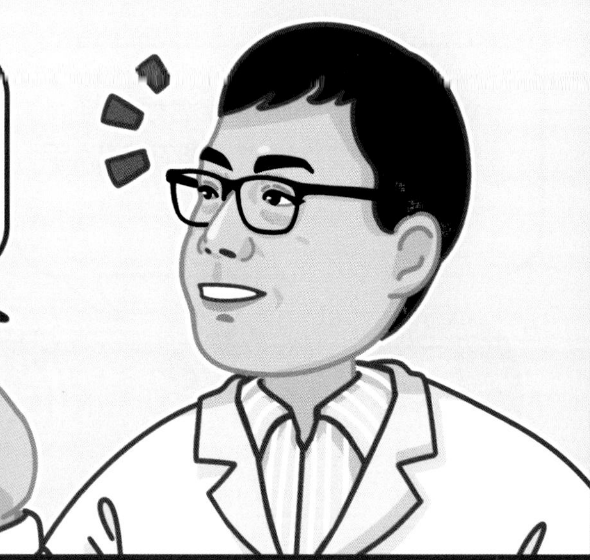

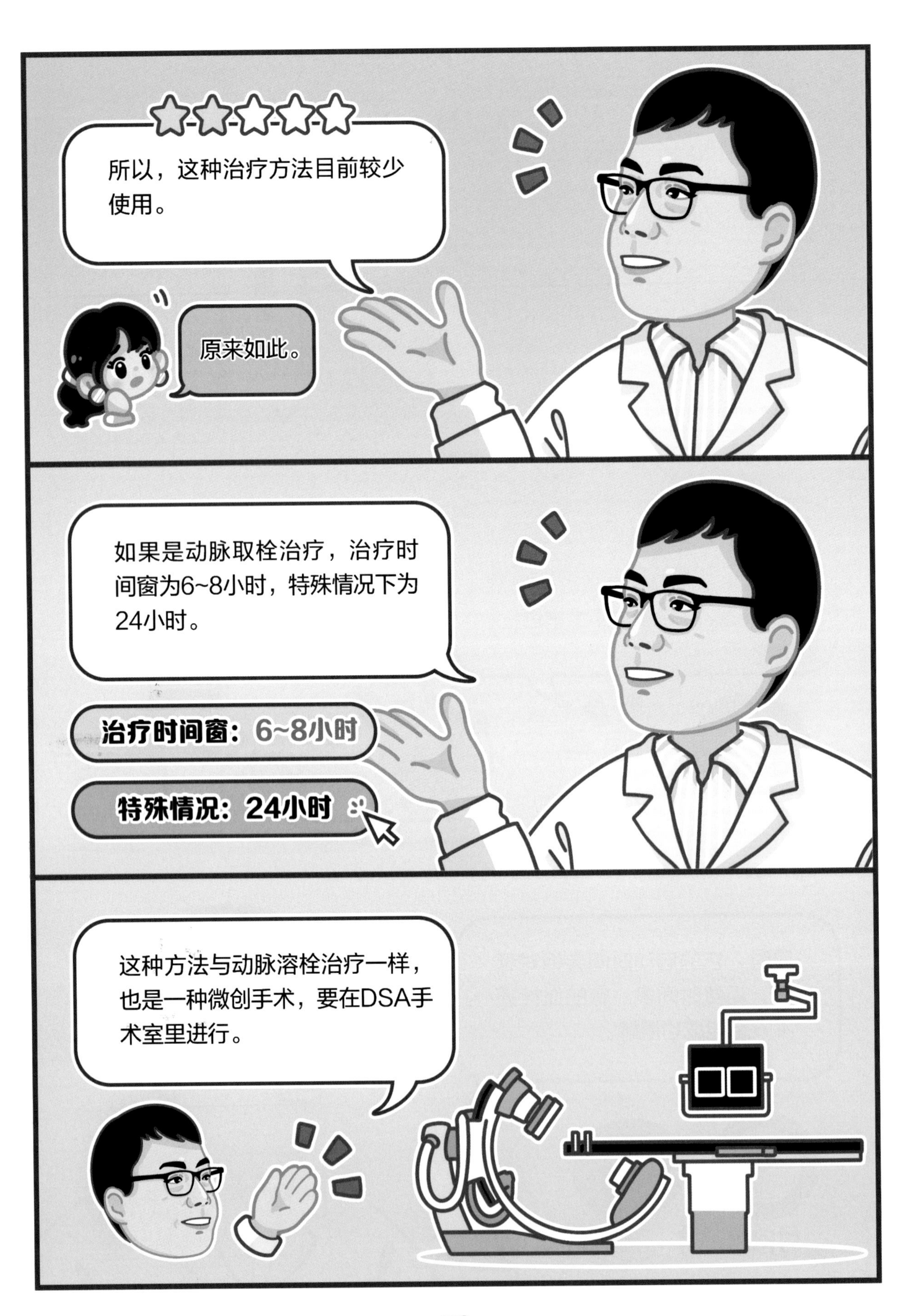
所以，这种治疗方法目前较少使用。
原来如此。
如果是动脉取栓治疗，治疗时间窗为6~8小时，特殊情况下为24小时。
治疗时间窗：6~8小时
特殊情况：24小时
这种方法与动脉溶栓治疗一样，也是一种微创手术，要在DSA手术室里进行。

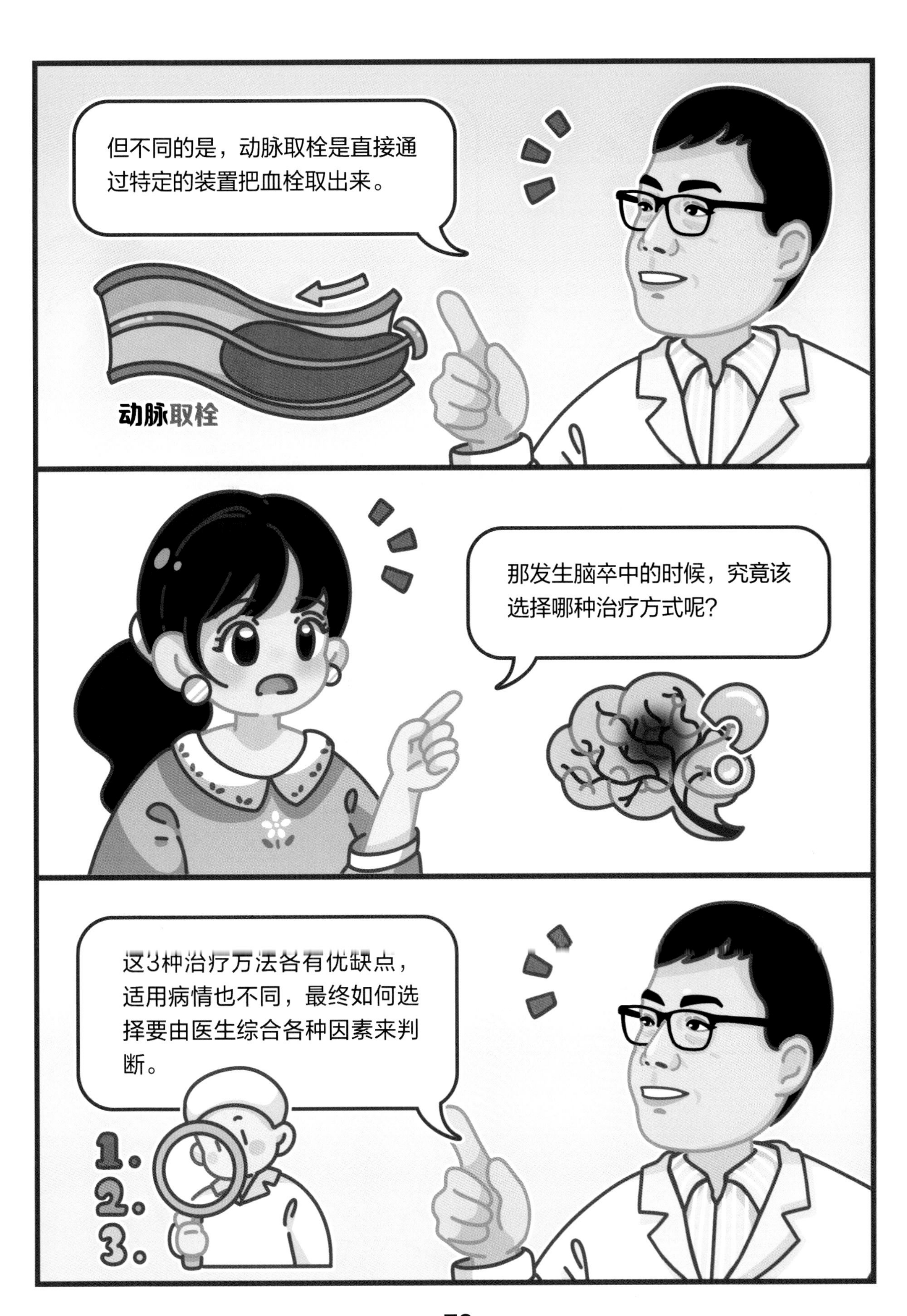
但不同的是，动脉取栓是直接通过特定的装置把血栓取出来。
动脉取栓
那发生脑卒中的时候，究竟该选择哪种治疗方式呢？
这3种治疗方法各有优缺点，适用病情也不同，最终如何选择要由医生综合各种因素来判断。
1.
2.
3.

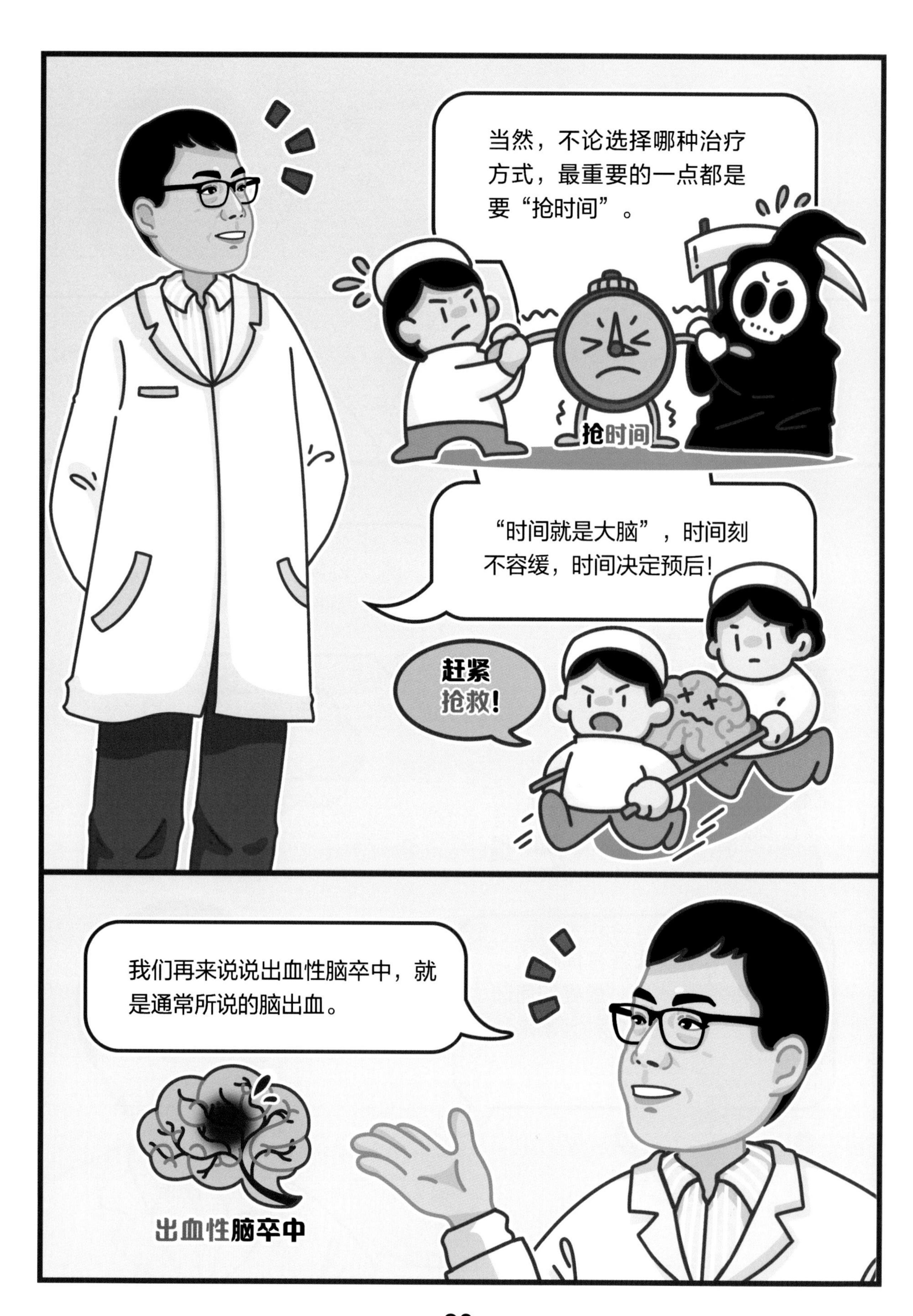
当然，不论选择哪种治疗方式，最重要的一点都是要“抢时间”。
抢时间
“时间就是大脑”，时间刻不容缓，时间决定预后！
赶紧抢救！
我们再来说说出血性脑卒中，就是通常所说的脑出血。
出血性脑卒中

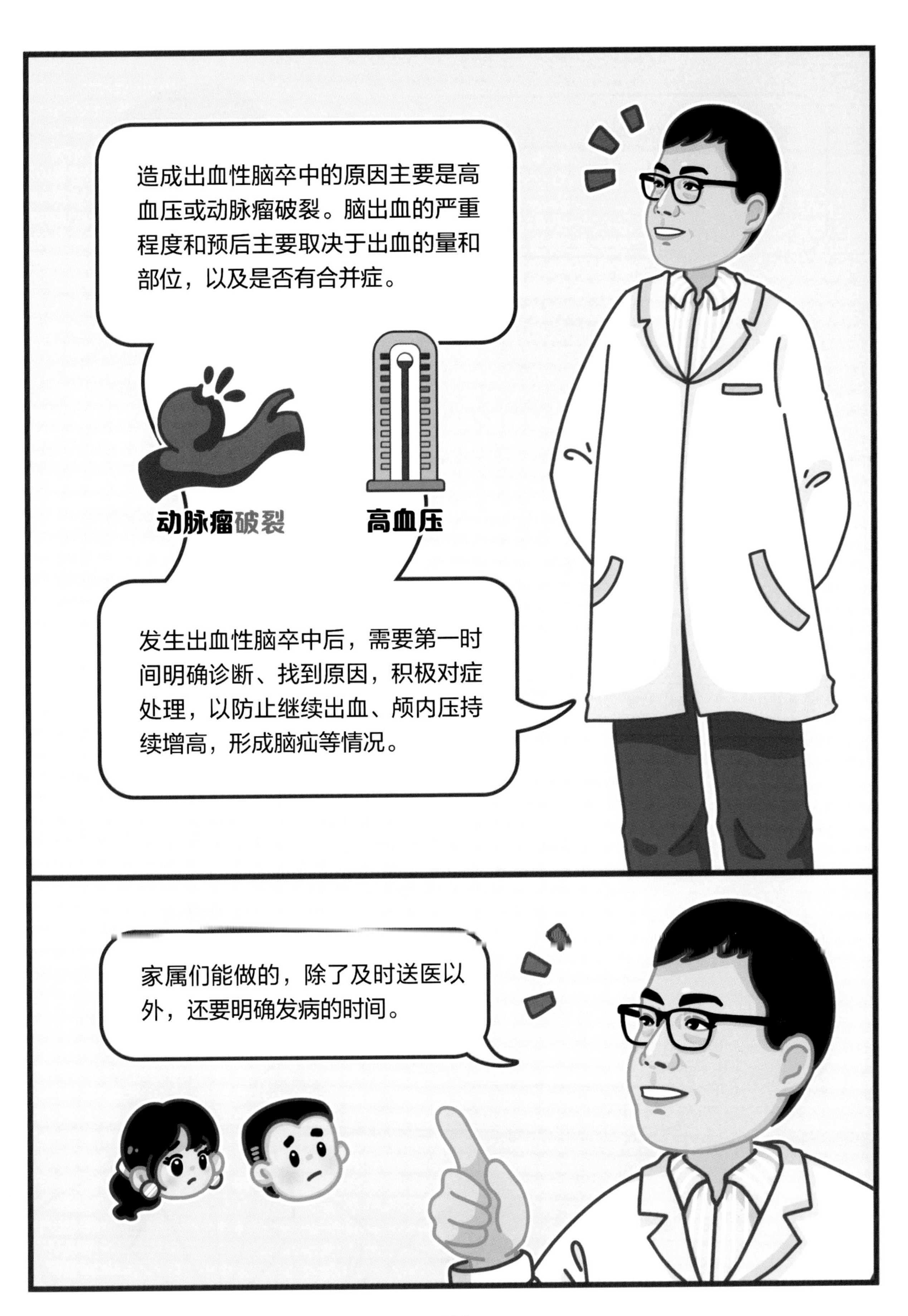
造成出血性脑卒中的原因主要是高血压或动脉瘤破裂。脑出血的严重程度和预后主要取决于出血的量和部位，以及是否有合并症。
动脉瘤破裂
高血压
发生出血性脑卒中后，需要第一时间明确诊断、找到原因，积极对症处理，以防止继续出血、颅内压持续增高，形成脑疝等情况。
家属们能做的，除了及时送医以外，还要明确发病的时间。

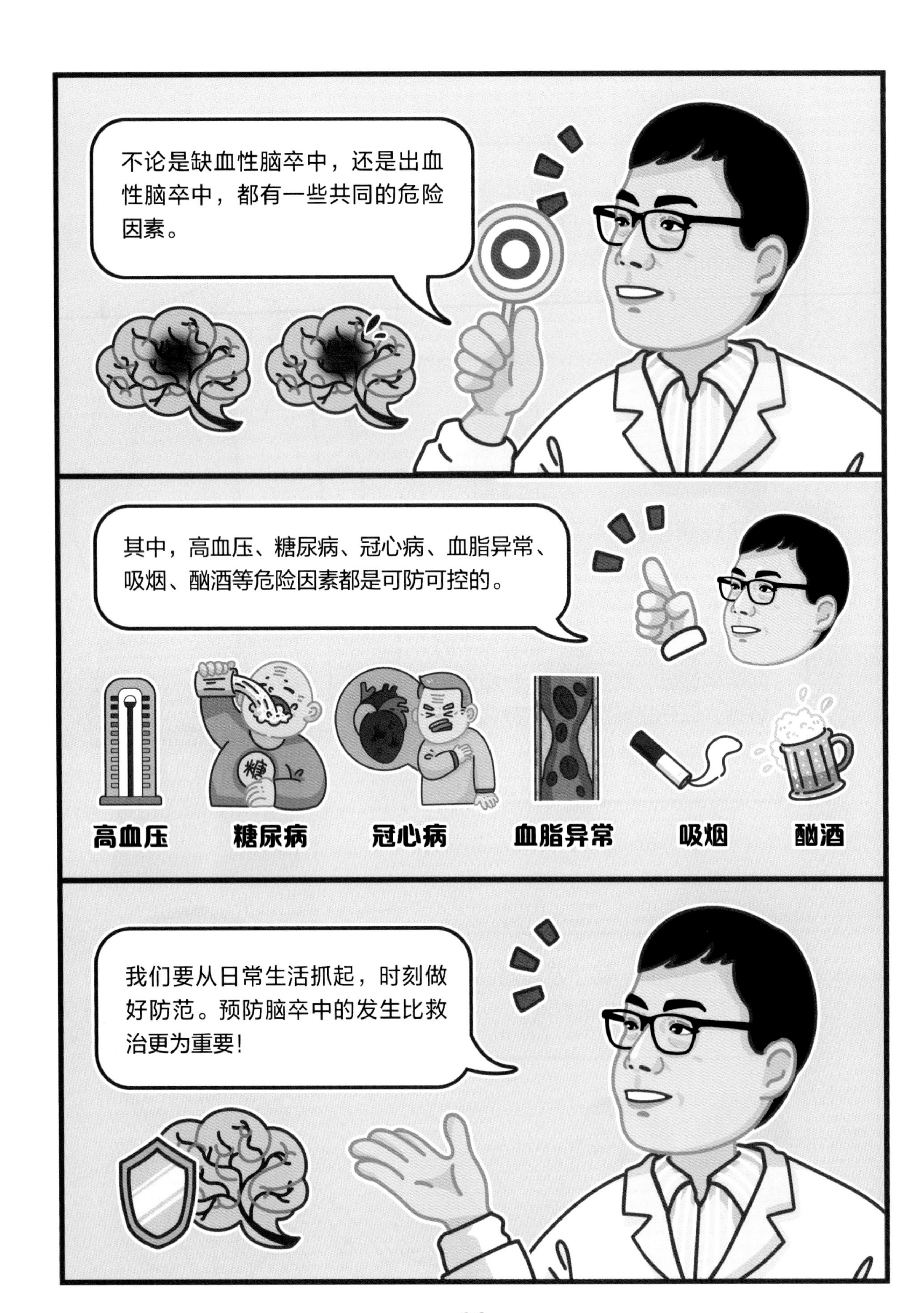
不论是缺血性脑卒中，还是出血性脑卒中，都有一些共同的危险因素。
其中，高血压、糖尿病、冠心病、血脂异常、吸烟、酗酒等危险因素都是可防可控的。
糖
高血压
糖尿病
冠心病
血脂异常
吸烟
酗酒
我们要从日常生活抓起，时刻做好防范。预防脑卒中的发生比救治更为重要！

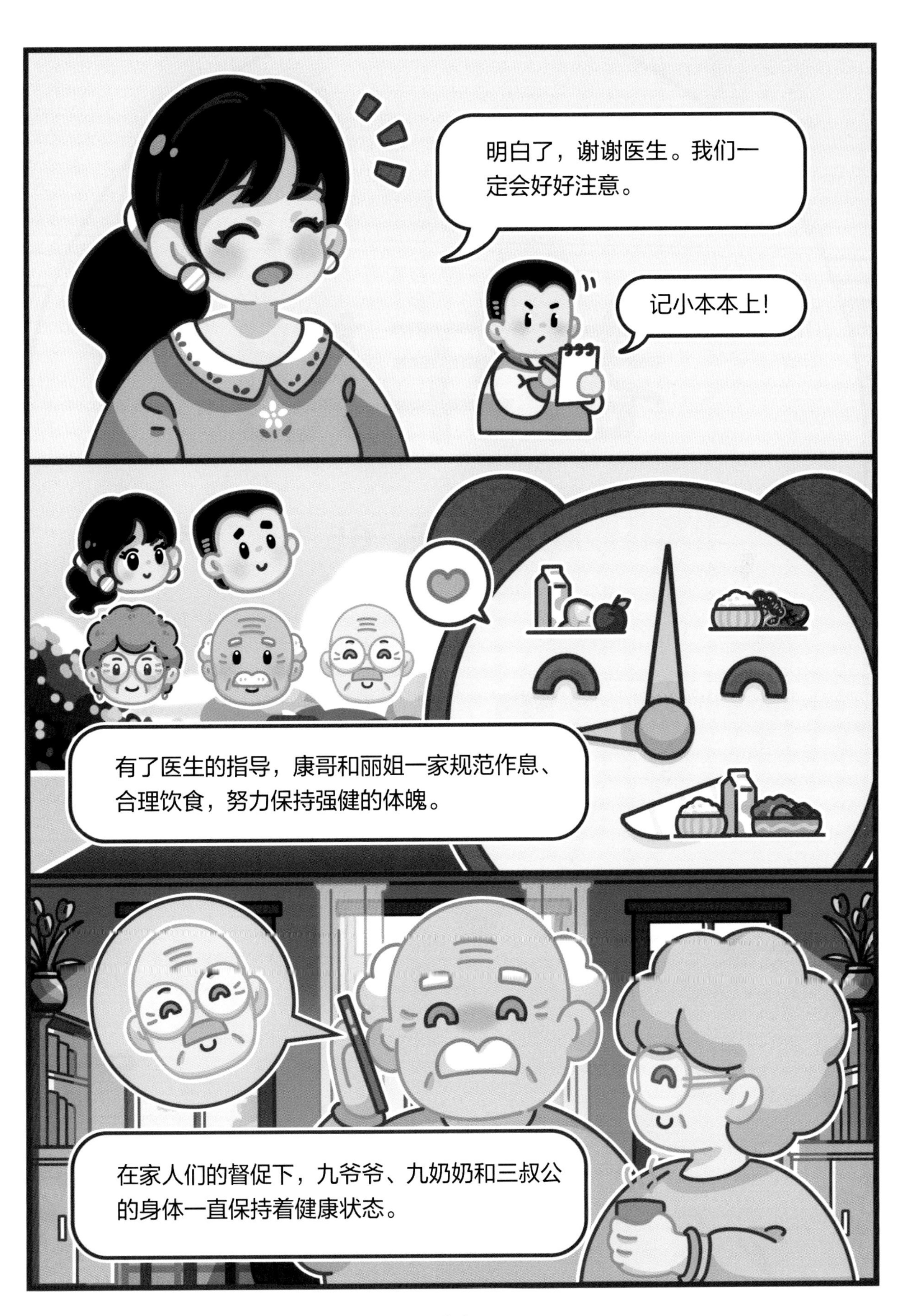

明白了，谢谢医生。我们一定会好好注意。
记小本本上！
有了医生的指导，康哥和丽姐一家规范作息、合理饮食，努力保持强健的体魄。
在家人们的督促下，九爷爷、九奶奶和三叔公的身体一直保持着健康状态。

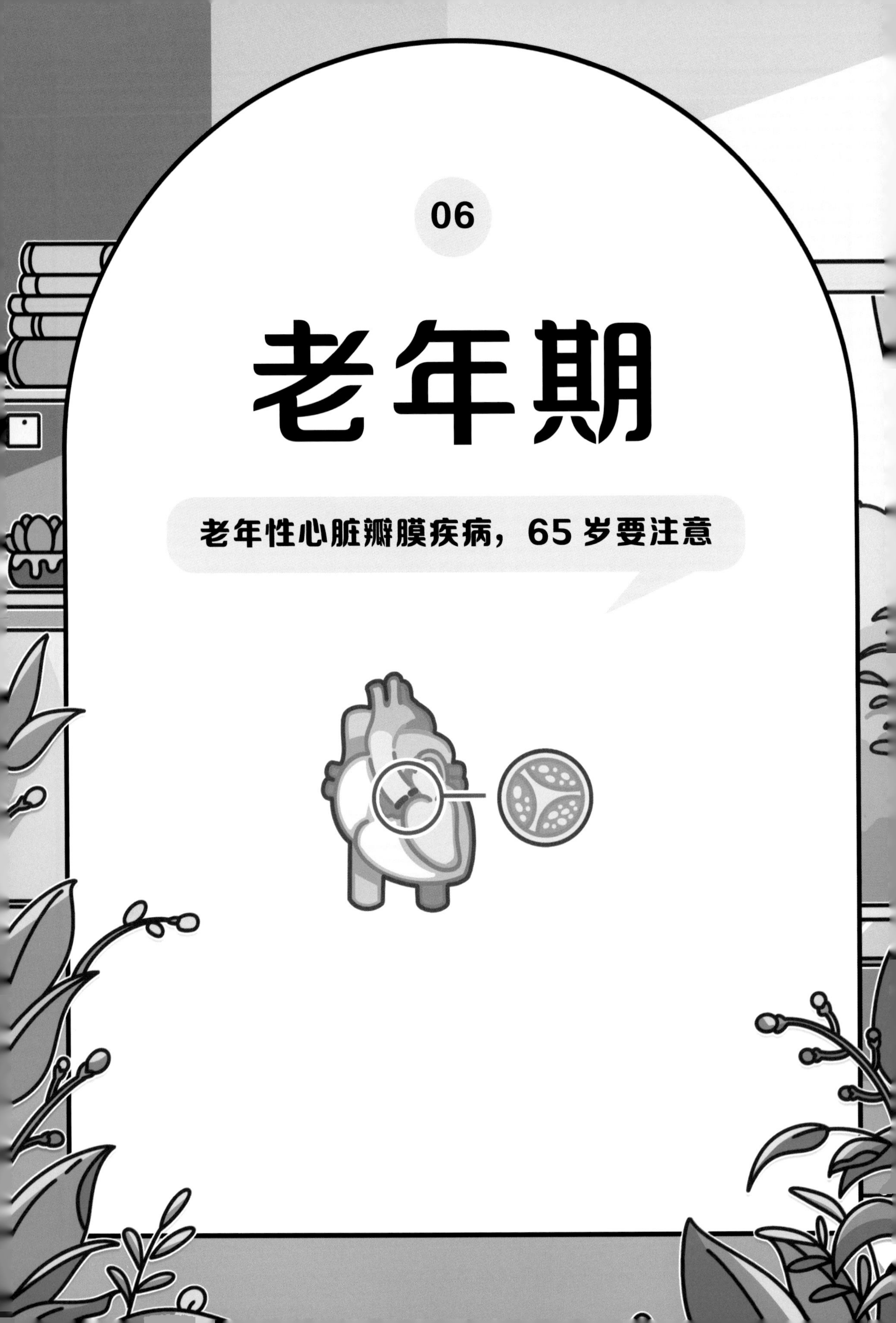
06
老年期
老年性心脏瓣膜疾病，65 岁要注意

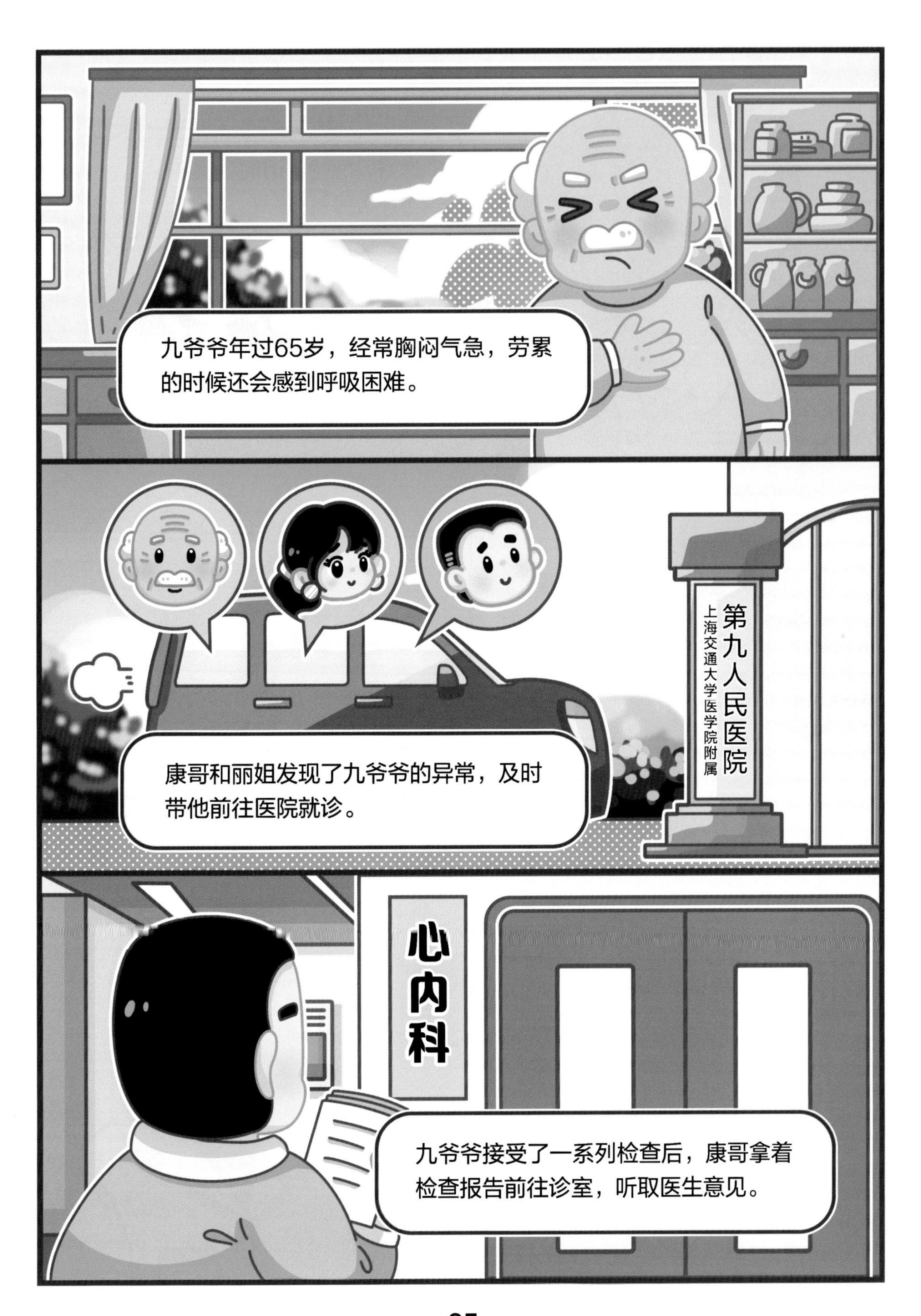
九爷爷年过65岁，经常胸闷气急，劳累的时候还会感到呼吸困难。
第九人民医院
上海交通大学医学院附属
康哥和丽姐发现了九爷爷的异常，及时带他前往医院就诊。
心内科
九爷爷接受了一系列检查后，康哥拿着检查报告前往诊室，听取医生意见。

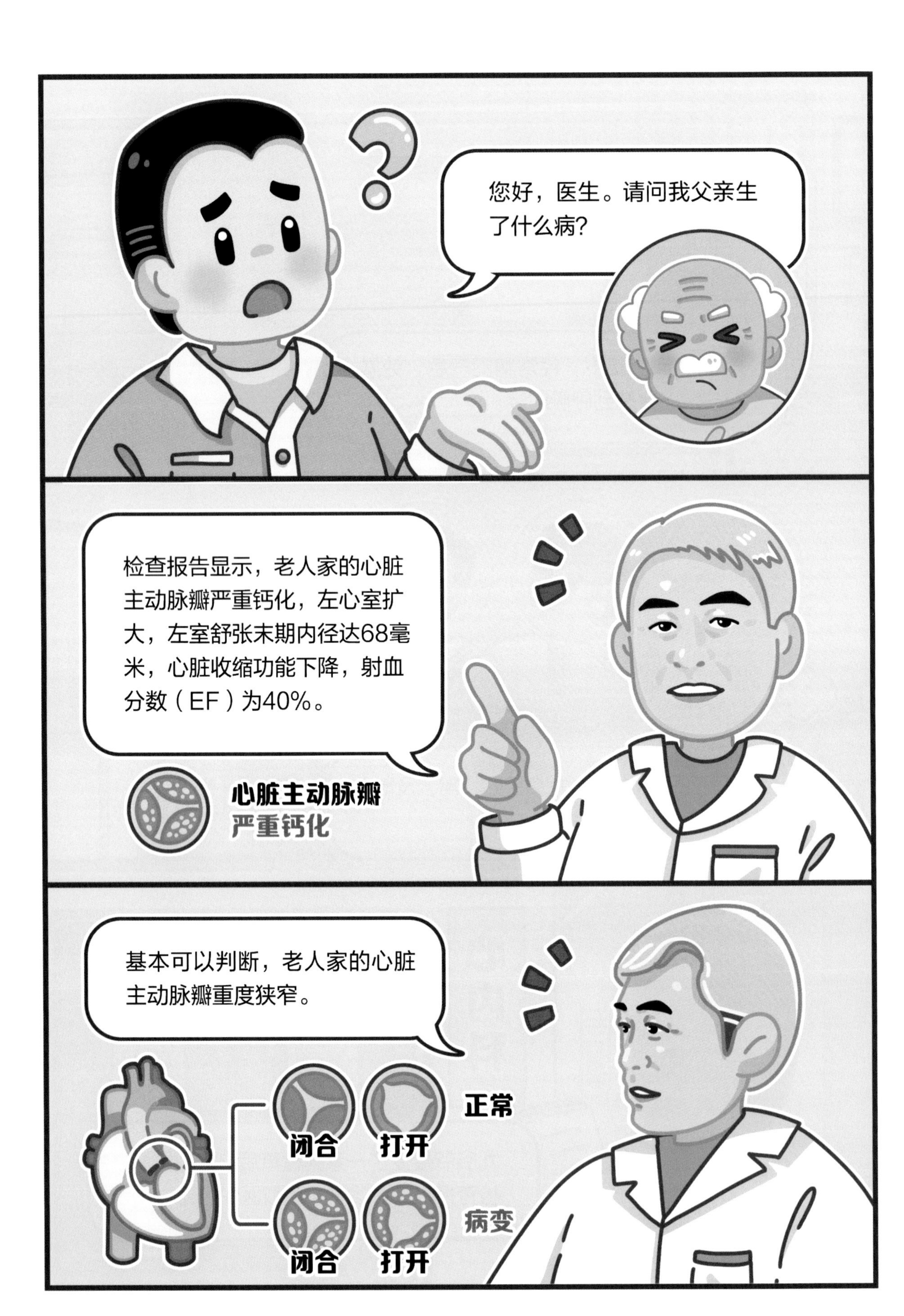
您好，医生。请问我父亲生了什么病？
检查报告显示，老人家的心脏主动脉瓣严重钙化，左心室扩大，左室舒张末期内径达68毫米，心脏收缩功能下降，射血分数（EF）为40%。
心脏主动脉瓣
严重钙化
基本可以判断，老人家的心脏主动脉瓣重度狭窄。
正常
闭合
打开
病变
闭合
打开

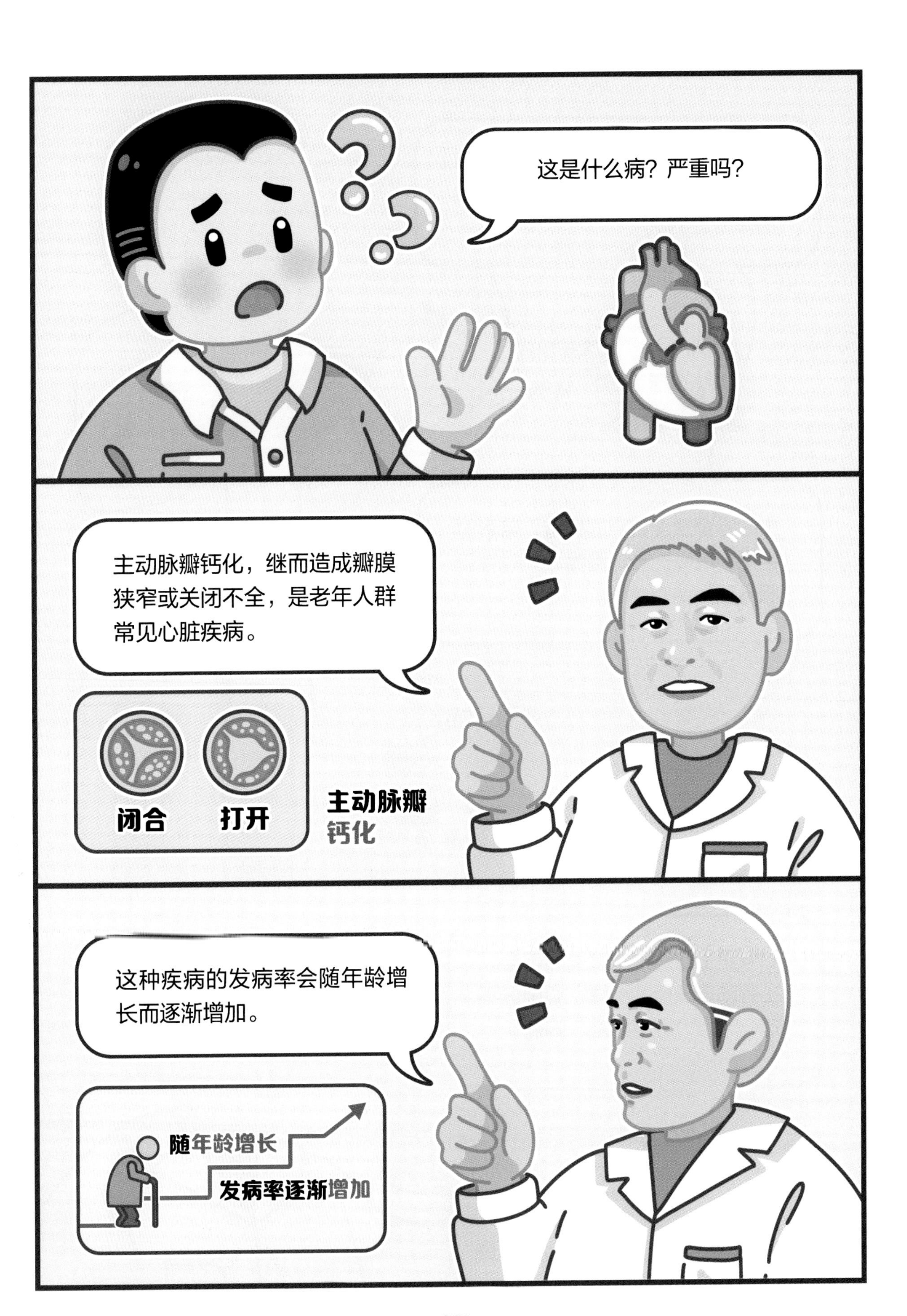
这是什么病？严重吗？
主动脉瓣钙化，继而造成瓣膜狭窄或关闭不全，是老年人群常见心脏疾病。
闭合
打开
主动脉瓣钙化
这种疾病的发病率会随年龄增长而逐渐增加。
随年龄增长
发病率逐渐增加

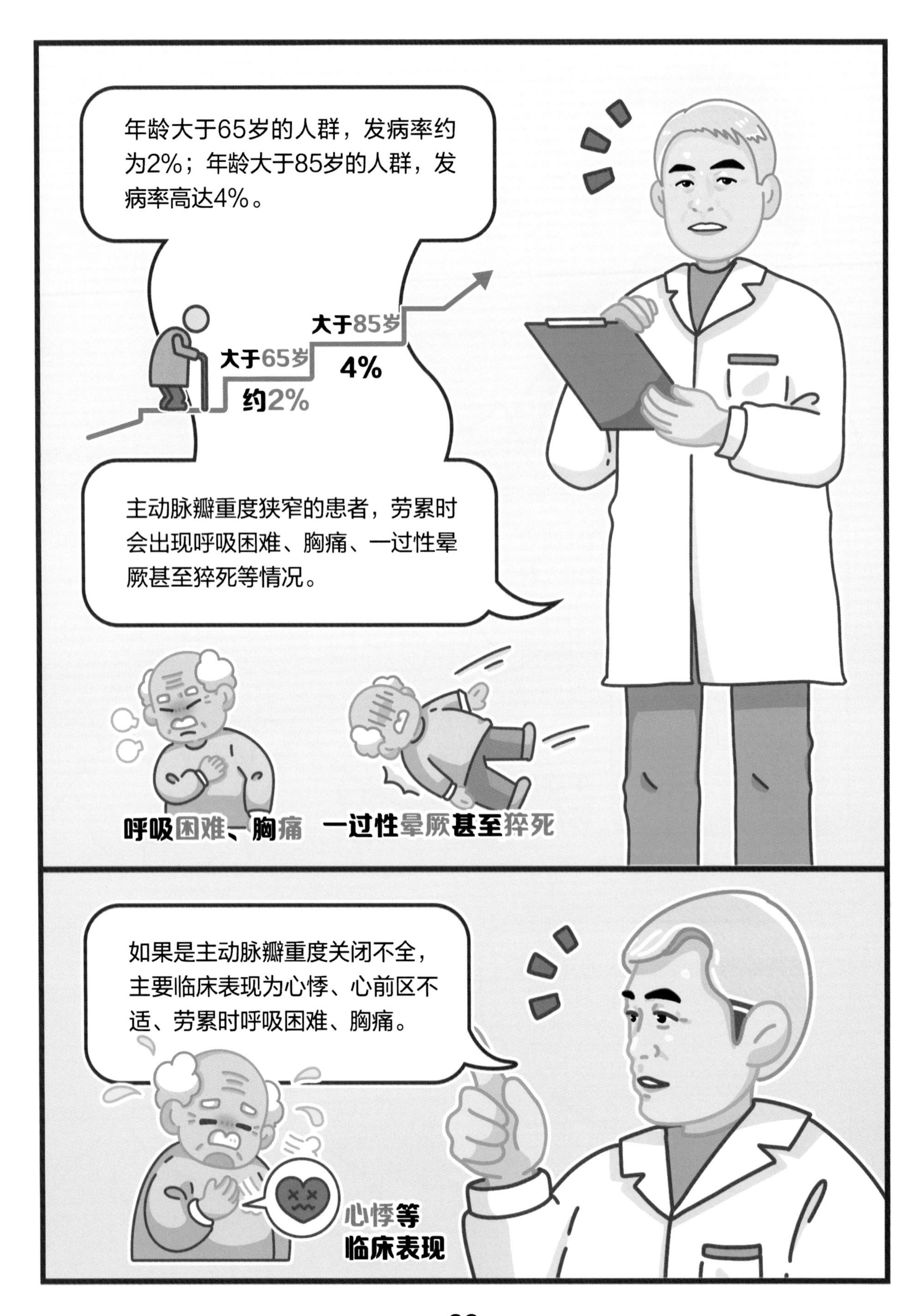
年龄大于65岁的人群，发病率约为2%；年龄大于85岁的人群，发病率高达4%。
大于65岁
约2%
大于85岁
4%
主动脉瓣重度狭窄的患者，劳累时会出现呼吸困难、胸痛、一过性晕厥甚至猝死等情况。
呼吸困难、胸痛
一过性晕厥甚至猝死
如果是主动脉瓣重度关闭不全，主要临床表现为心悸、心前区不适、劳累时呼吸困难、胸痛。
心悸等
临床表现

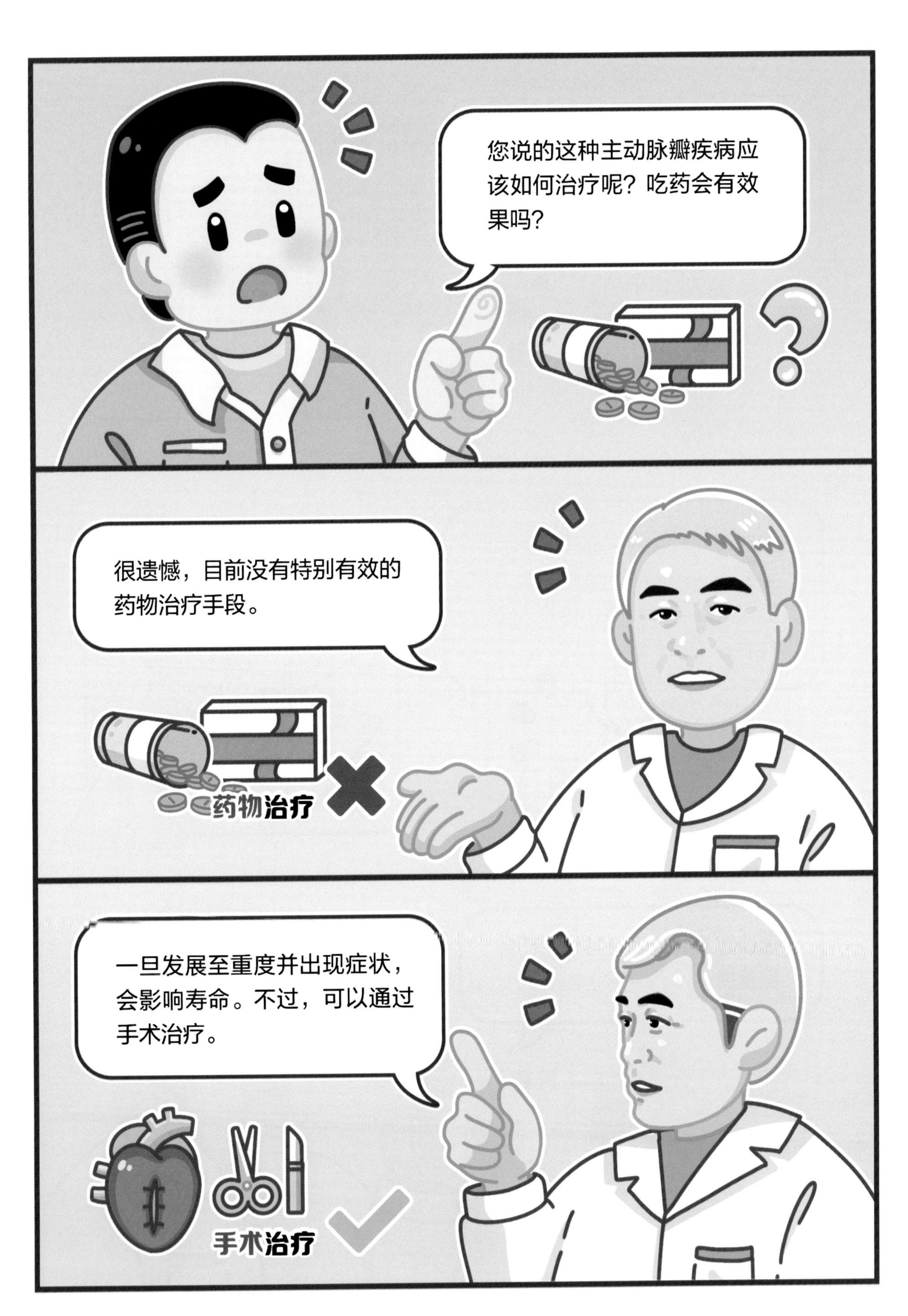
您说的这种主动脉瓣疾病应该如何治疗呢？吃药会有效果吗？
很遗憾，目前没有特别有效的药物治疗手段。
药物治疗
一旦发展至重度并出现症状，会影响寿命。不过，可以通过手术治疗。
手术治疗

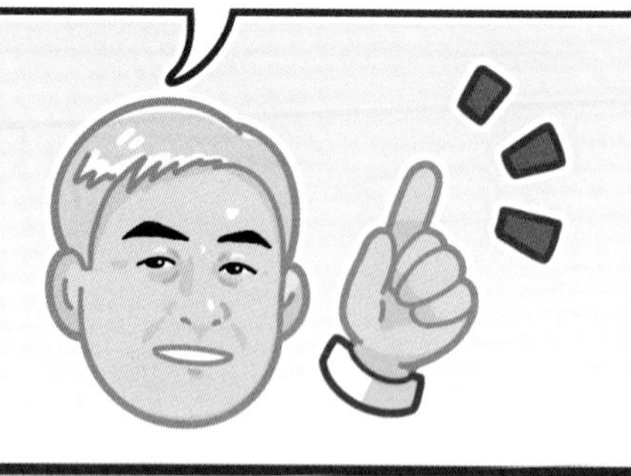
以前，主动脉瓣疾病的唯一根治手段是“体外循环下心内直视手术”。

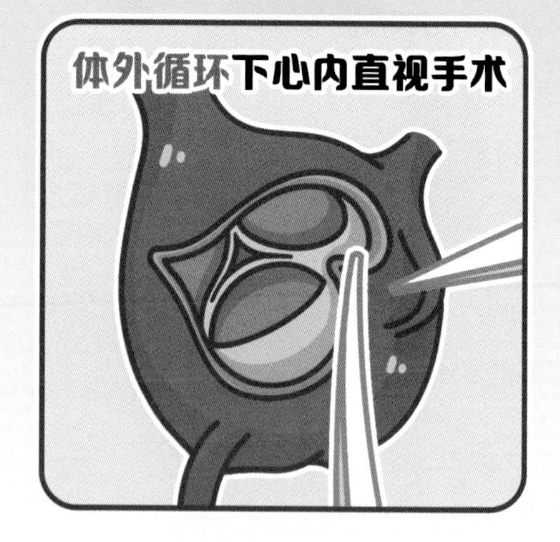
体外循环下心内直视手术

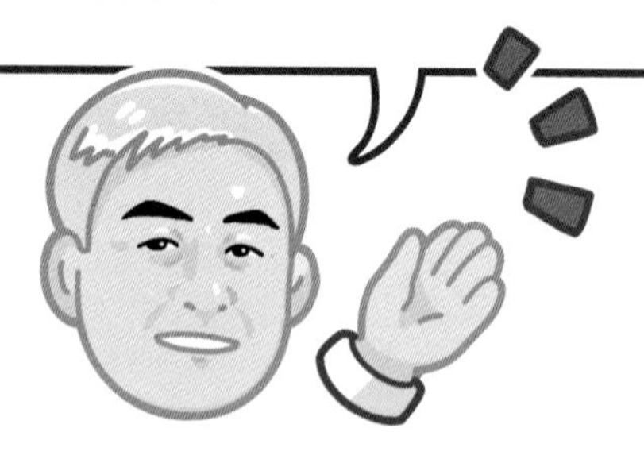
但对于高龄、合并症较多的患者而言，这种手术风险较高。您父亲年纪比较大，也不太适合这种手术。

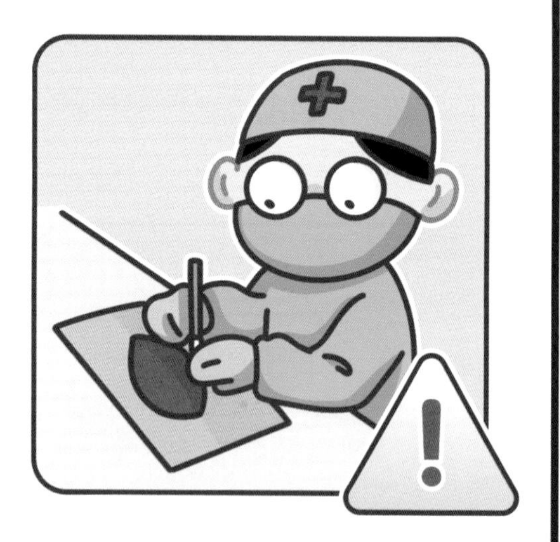

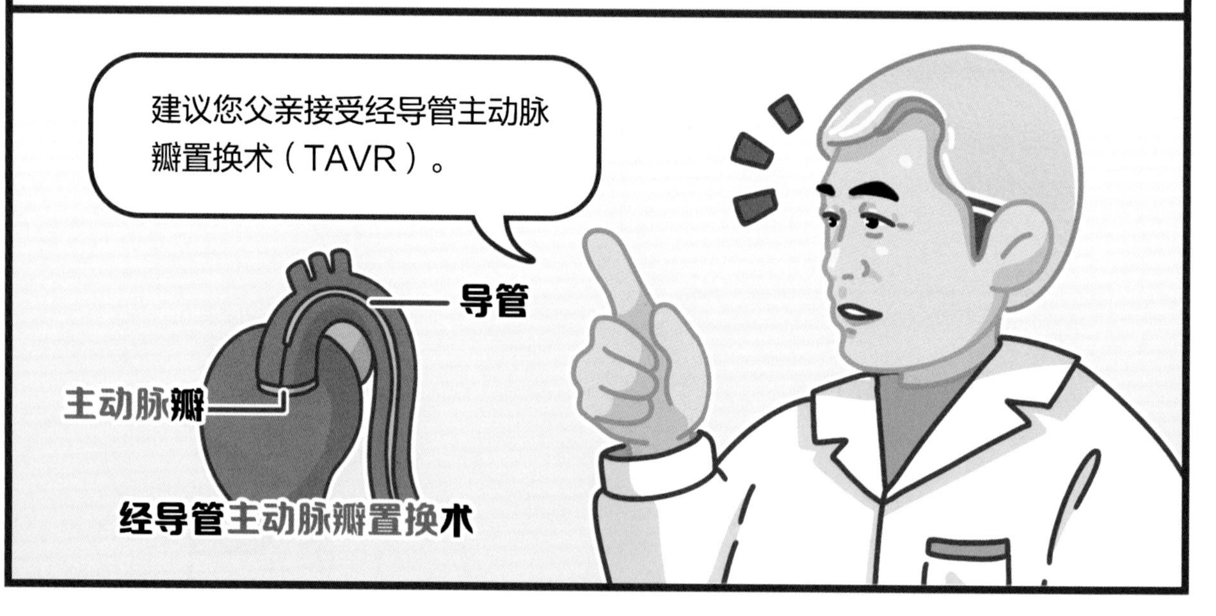
建议您父亲接受经导管主动脉瓣置换术（TAVR）。
导管
主动脉瓣
经导管主动脉瓣置换术

经导管主动脉瓣置换术?
经导管主动脉瓣置换术
是的。这项手术由法国医生在2002年首次实施并取得成功。
2002年,由法国医生首次实施并取得成功

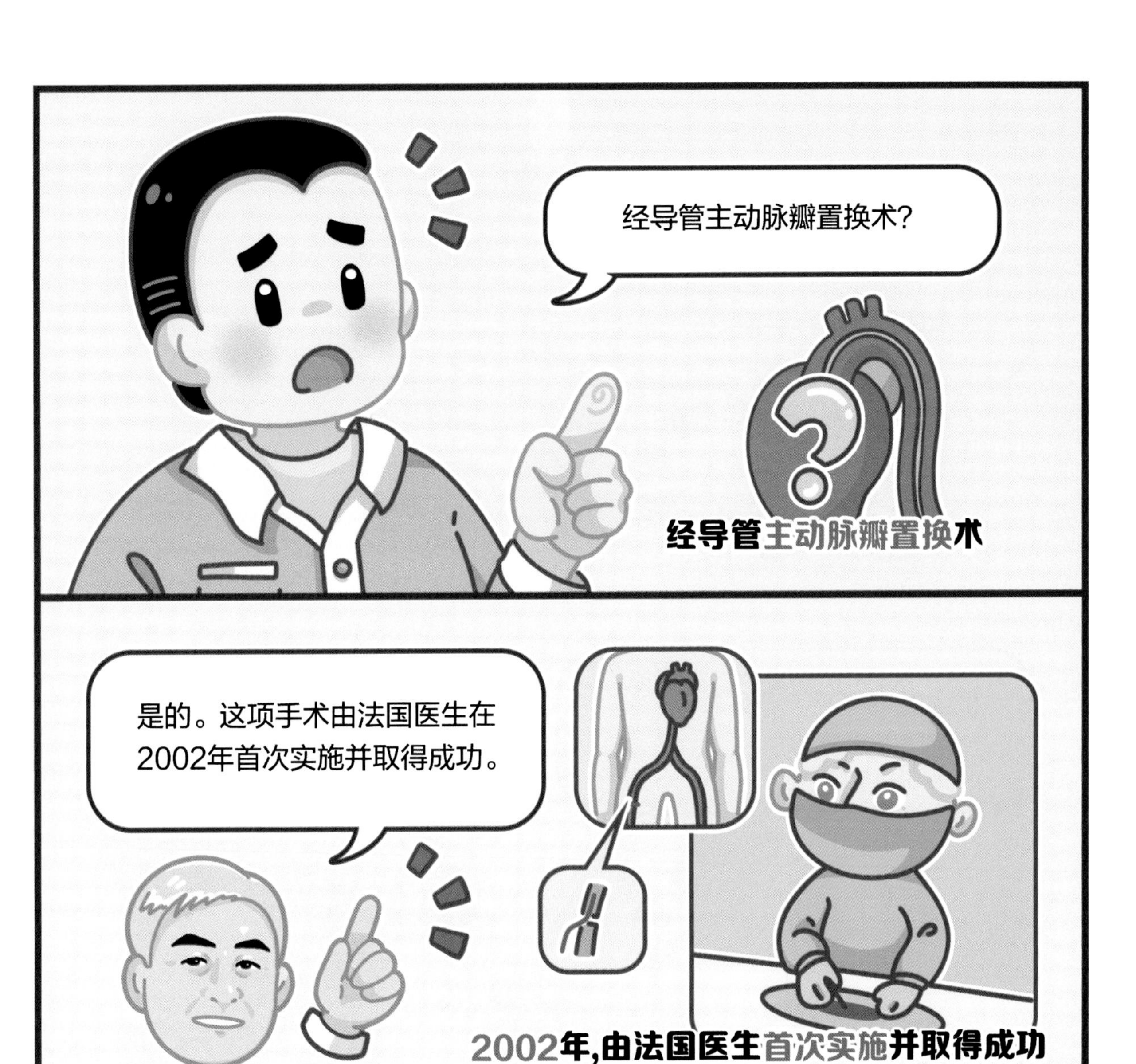

它的原理是将事先制备、装载好的生物瓣膜，通过导管，经动脉或心尖途径输送至病变主动脉瓣处，扩张释放后固定在该处，从而替代病变主动脉瓣的功能。

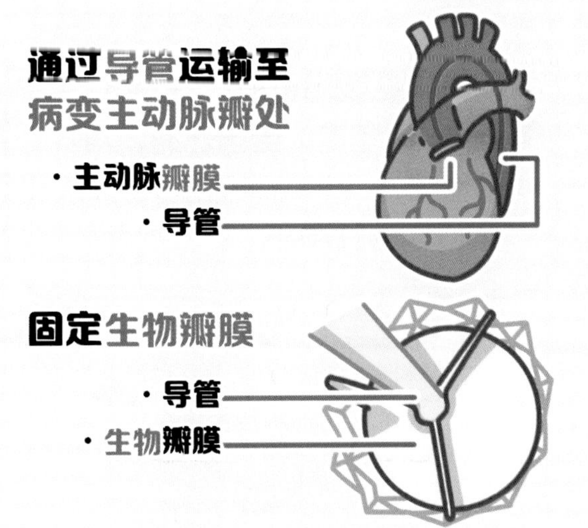

经导管主动脉瓣置换术大大减少了手术创伤，一经问世就迅速发展，是现如今针对老年主动脉瓣狭窄的重要治疗手段。

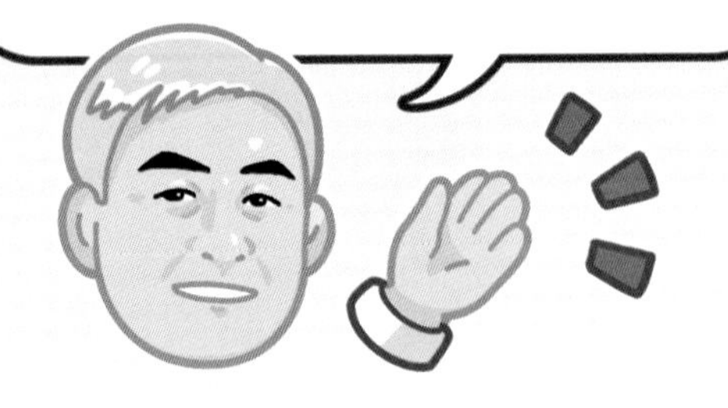

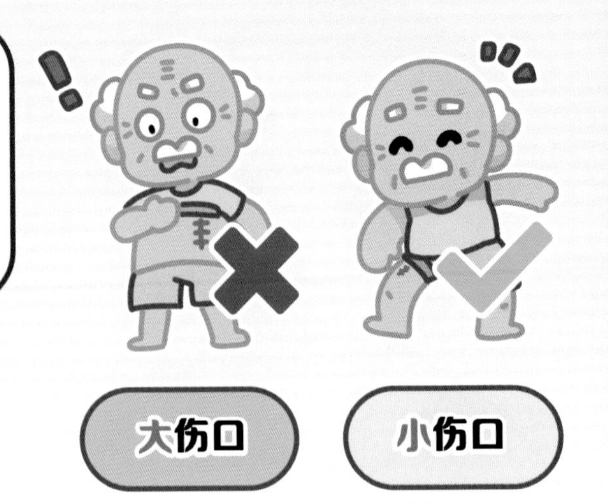

截至2019年底，全球共完成超过40万例TAVR。

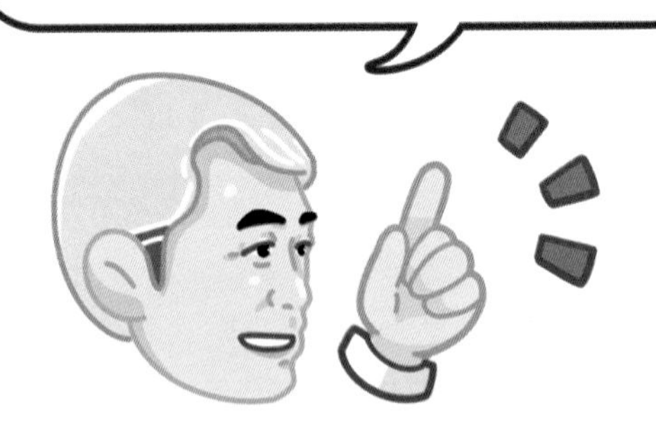

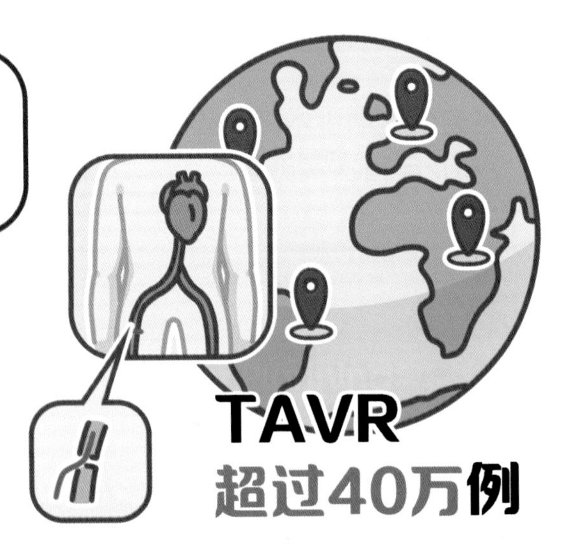

TAVR在我国也被广泛运用。至2019年底，全国已有20多个省市、约200家医院共完成4000余例TAVR。

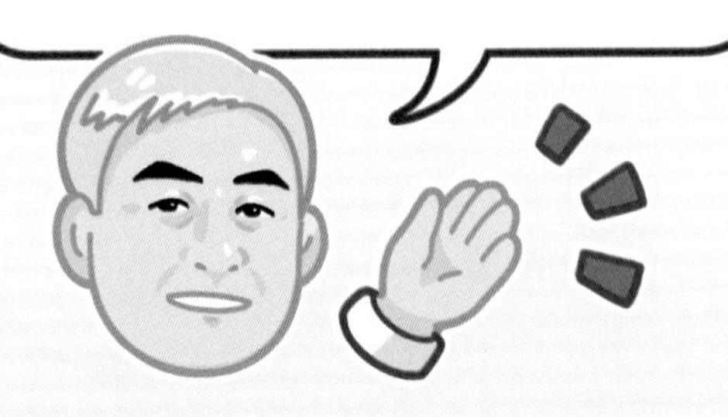

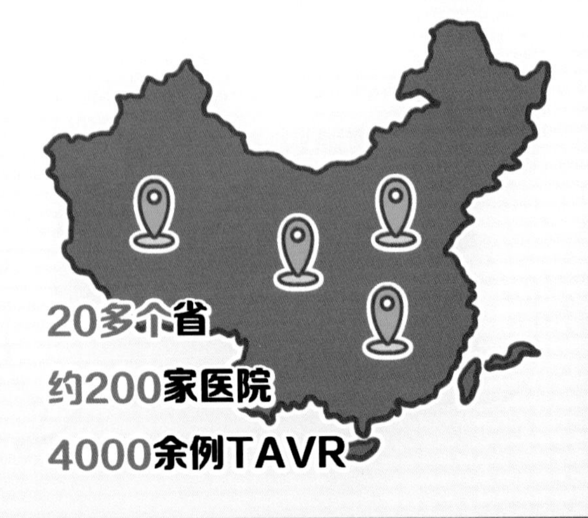

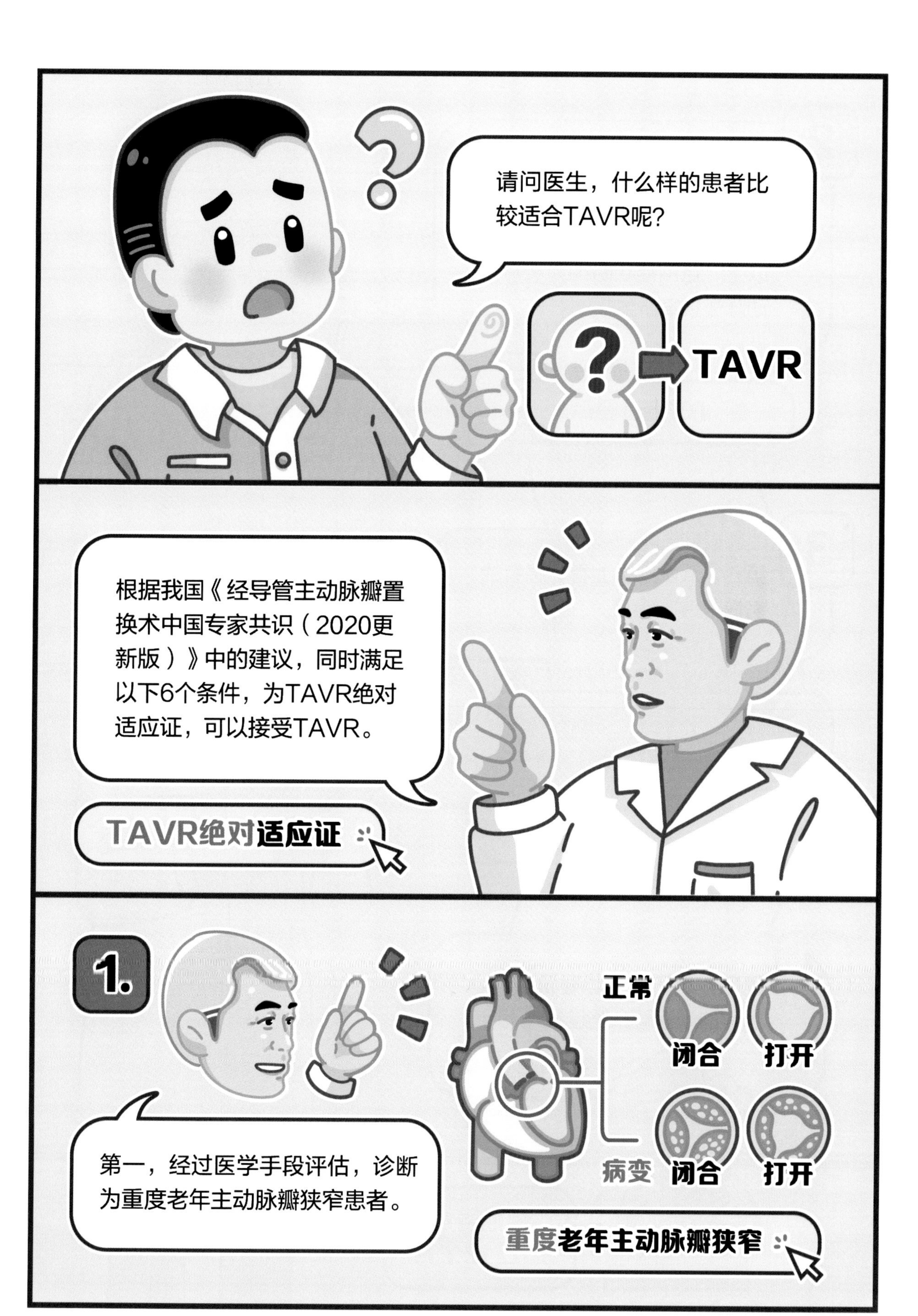
请问医生，什么样的患者比
较适合TAVR呢？
TAVR
根据我国《经导管主动脉瓣置
换术中国专家共识（2020更
新版）》中的建议，同时满足
以下6个条件，为TAVR绝对
适应证，可以接受TAVR。
TAVR绝对适应证
1.
第一，经过医学手段评估，诊断
为重度老年主动脉瓣狭窄患者。
正常
闭合
打开
病变
闭合
打开
重度老年主动脉瓣狭窄

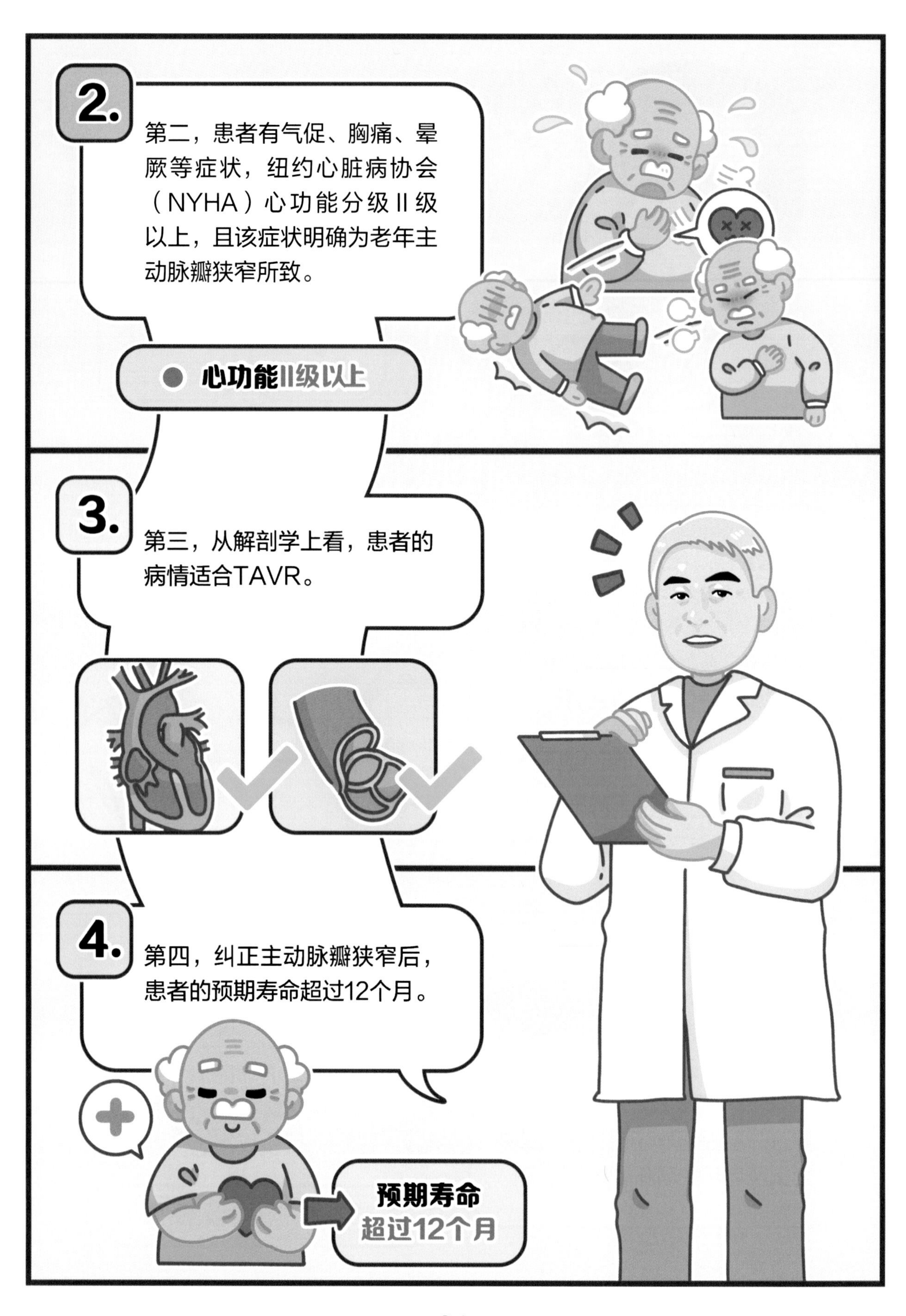
2.
第二，患者有气促、胸痛、晕厥等症状，纽约心脏病协会（NYHA）心功能分级II级以上，且该症状明确为老年主动脉瓣狭窄所致。
心功能II级以上
3.
第三，从解剖学上看，患者的病情适合TAVR。
4.
第四，纠正主动脉瓣狭窄后，患者的预期寿命超过12个月。
预期寿命
超过12个月

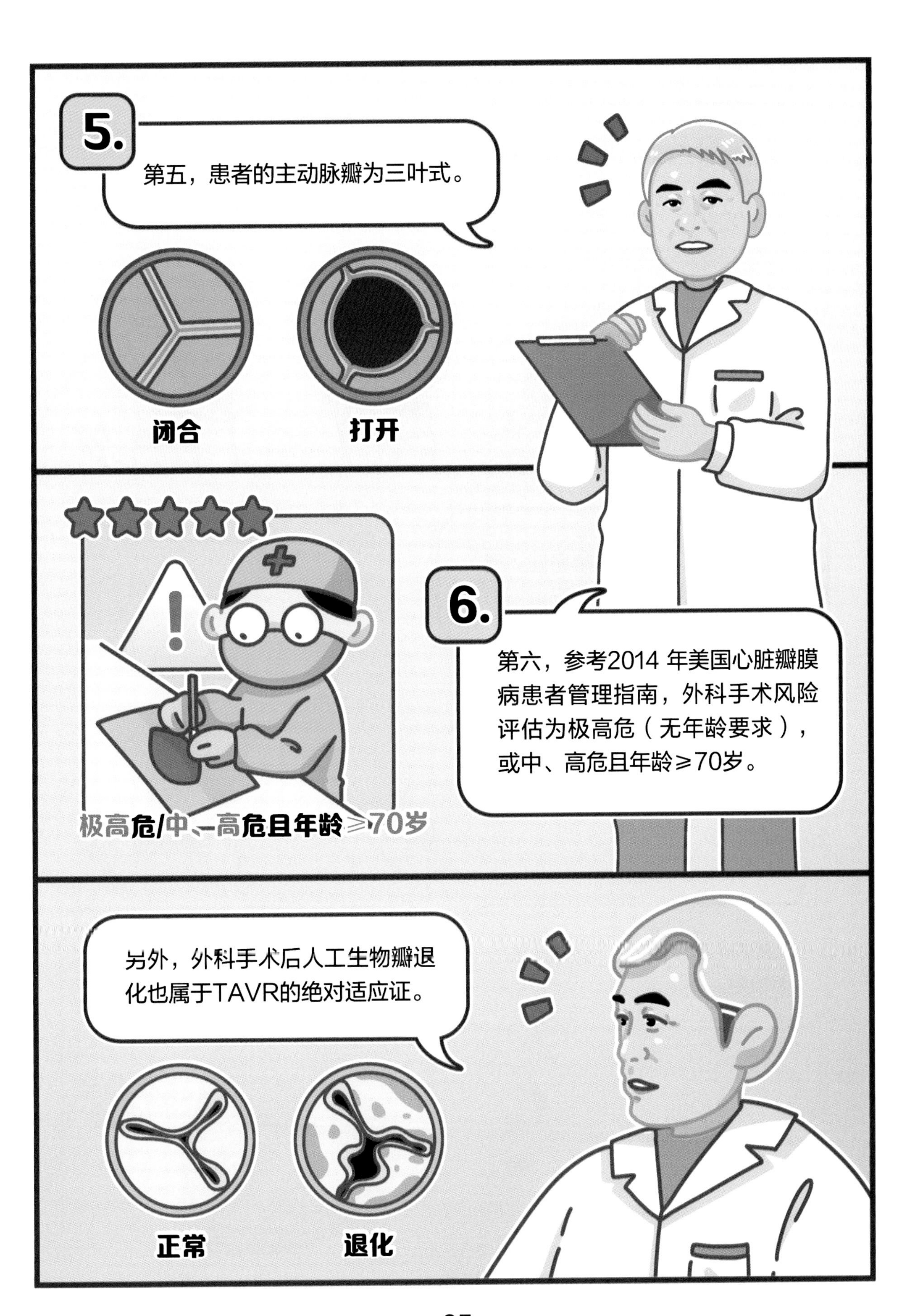
5.
第五，患者的主动脉瓣为三叶式。
闭合
打开
6.
第六，参考2014 年美国心脏瓣膜病患者管理指南，外科手术风险评估为极高危（无年龄要求），或中、高危且年龄≥70岁。
极高危/中、高危且年龄≥70岁
另外，外科手术后人工生物瓣退化也属于TAVR的绝对适应证。
正常
退化

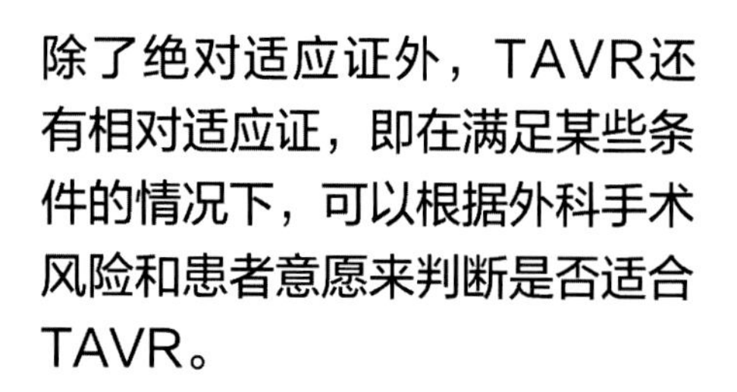

TAVR相对适应证

当然，TAVR也存在禁忌证，就是指不适合TAVR的情况。

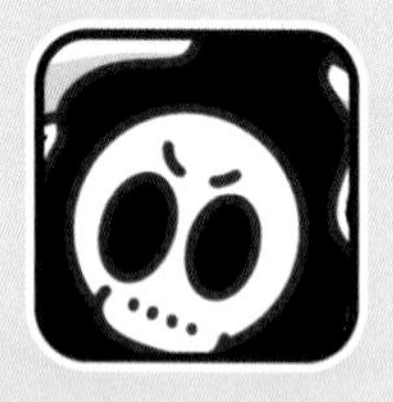

TAVR
禁忌证

比如左心室内血栓、左心室流出道梗阻。

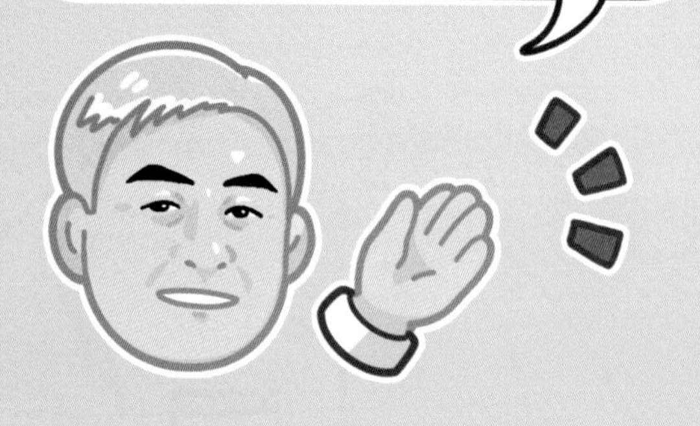

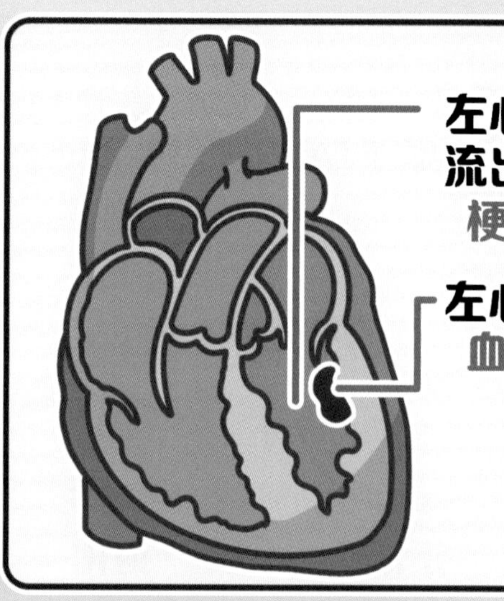

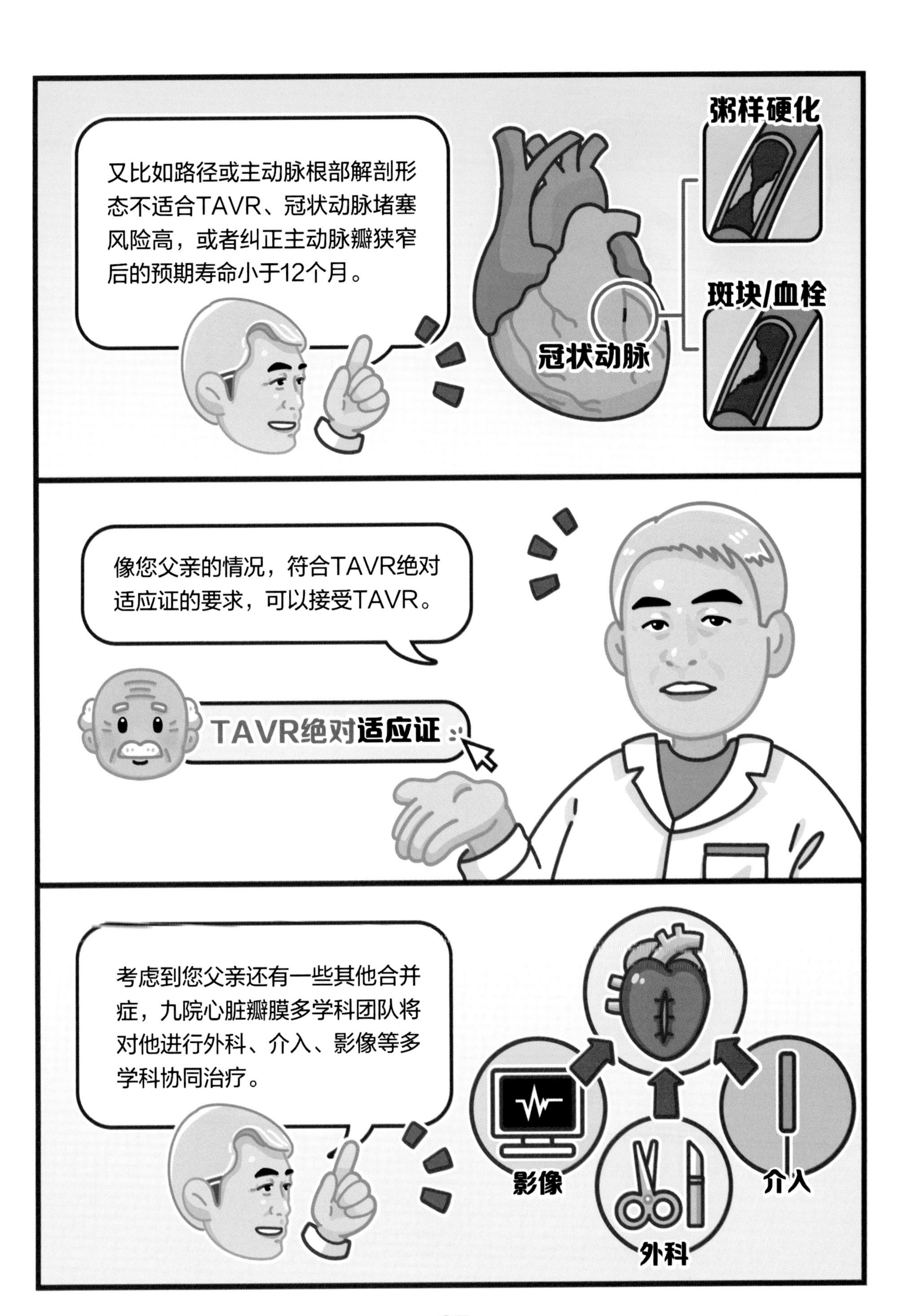
又比如路径或主动脉根部解剖形态不适合TAVR、冠状动脉堵塞风险高，或者纠正主动脉瓣狭窄后的预期寿命小于12个月。
粥样硬化
斑块/血栓
冠状动脉
像您父亲的情况，符合TAVR绝对适应证的要求，可以接受TAVR。
TAVR绝对适应证
考虑到您父亲还有一些其他合并症，九院心脏瓣膜多学科团队将对他进行外科、介入、影像等多学科协同治疗。
影像
介入
外科

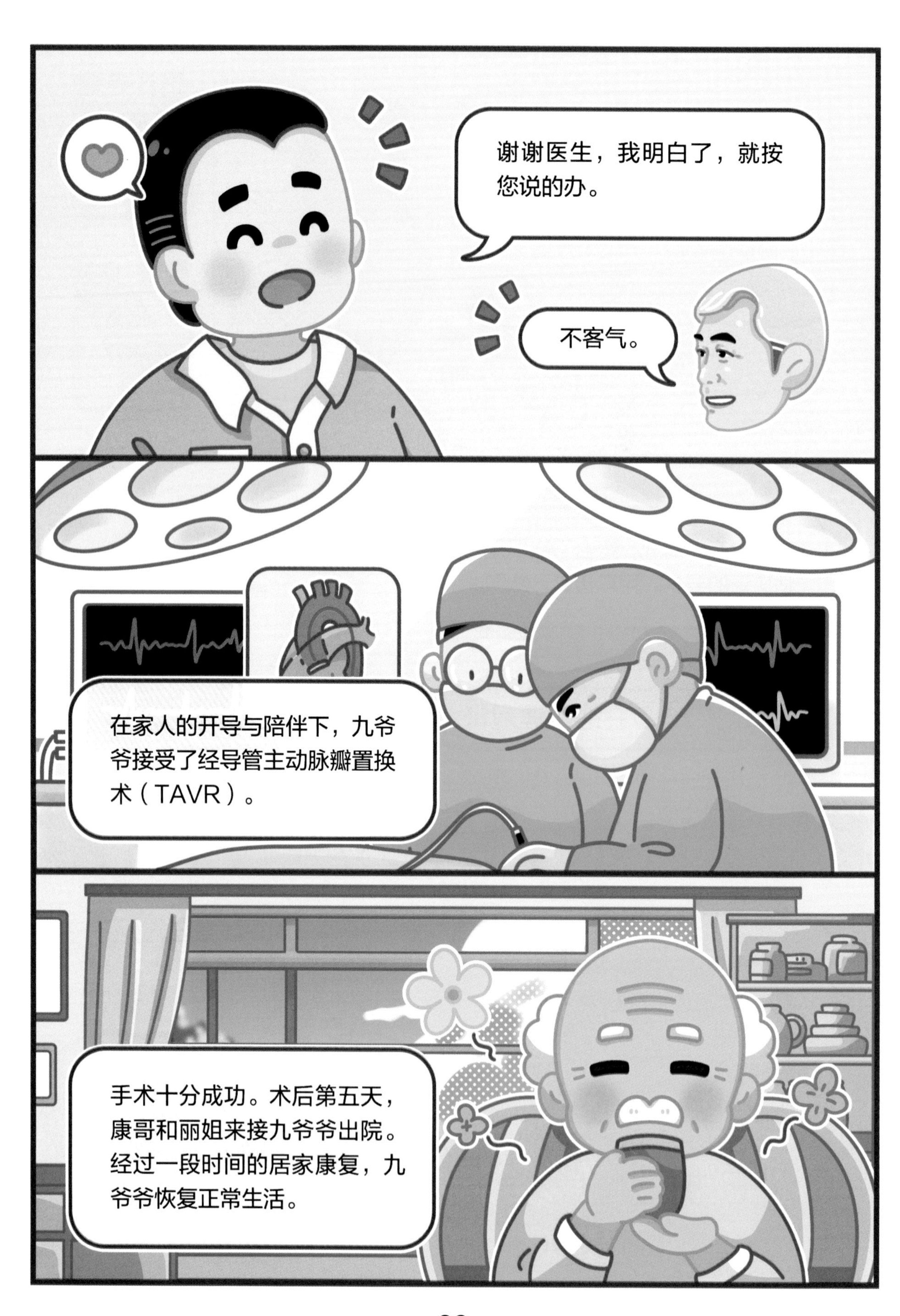

谢谢医生，我明白了，就按您说的办。
不客气。
在家人的开导与陪伴下，九爷爷接受了经导管主动脉瓣置换术（TAVR）。
手术十分成功。术后第五天，康哥和丽姐来接九爷爷出院。经过一段时间的居家康复，九爷爷恢复正常生活。

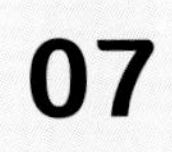

守护期

血液净化，不只是清除“尿毒”

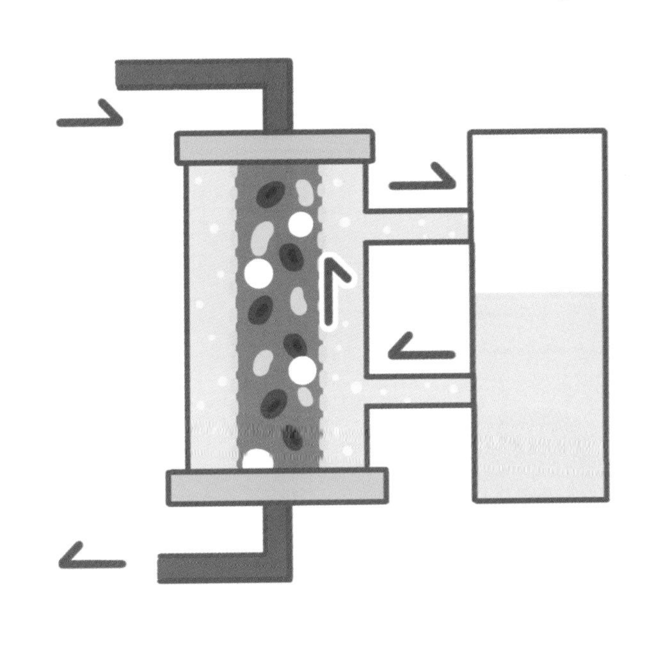

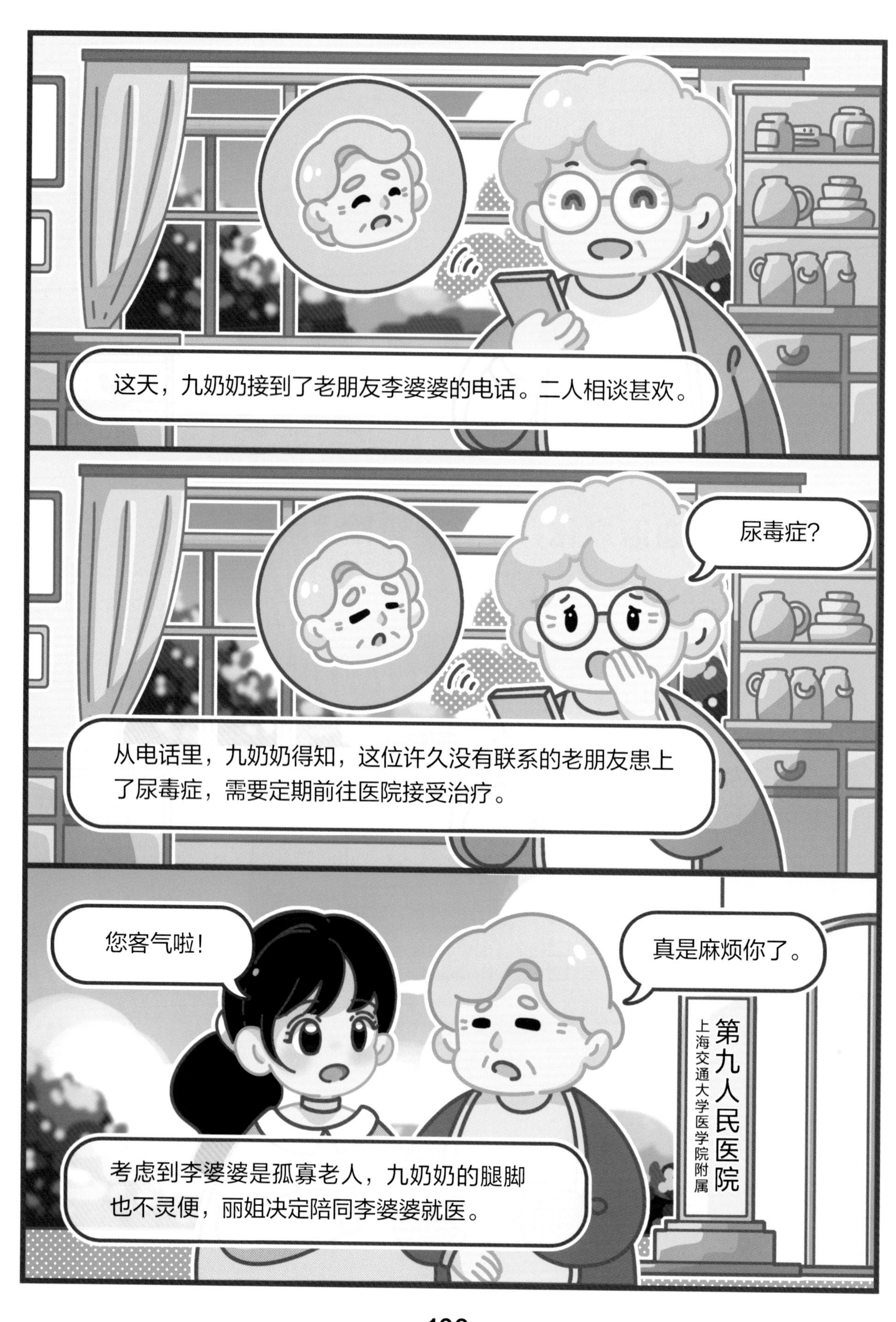
这天，九奶奶接到了老朋友李婆婆的电话。二人相谈甚欢。
尿毒症？
从电话里，九奶奶得知，这位许久没有联系的老朋友患上了尿毒症，需要定期前往医院接受治疗。
真是麻烦你了。
您客气啦！
第九人民医院
上海交通大学医学院附属
考虑到李婆婆是孤寡老人，九奶奶的腿脚也不灵便，丽姐决定陪同李婆婆就医。

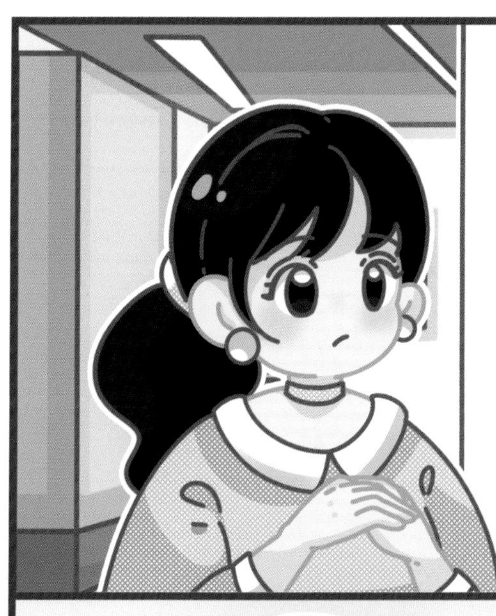

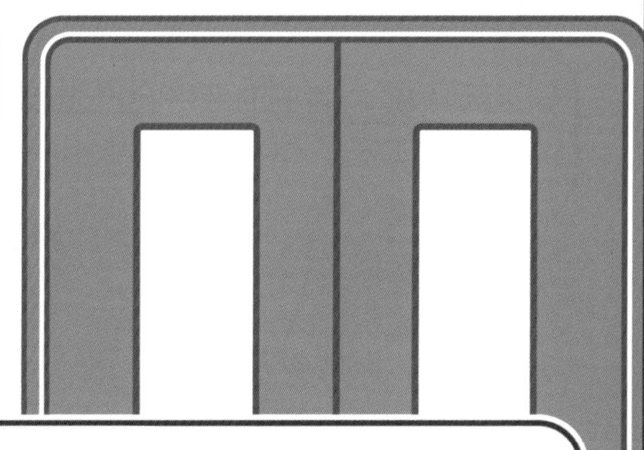
肾脏内科
来到医院后，李婆婆接受血液透析治疗，丽姐则在旁边等待。

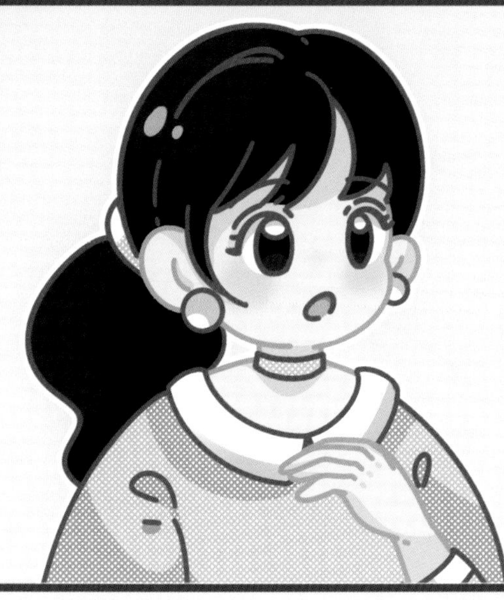
医生，您好！我听说，像红斑狼疮之类的疾病，也可以通过血透治疗来改善。这是真的吗？

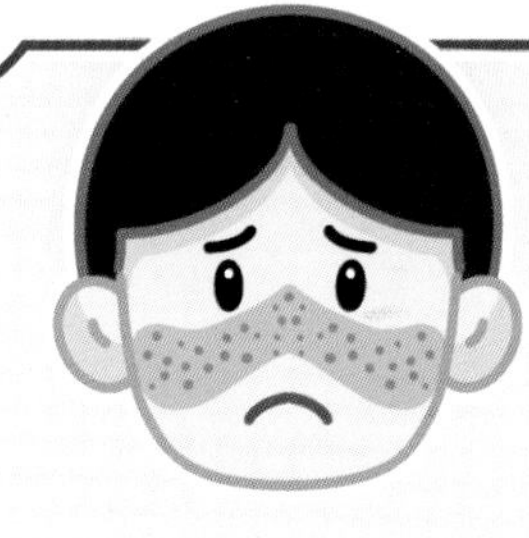
红斑狼疮

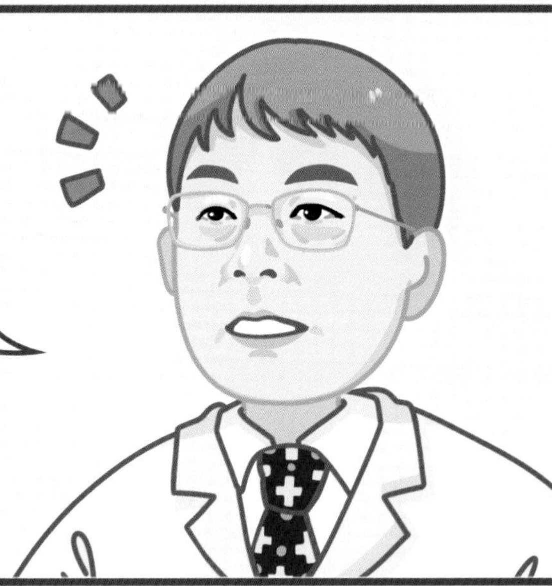
不完全准确。对于重症红斑狼疮、重症血管炎等风湿免疫性疾病而言，确实可以采用血液净化的方法来治疗。

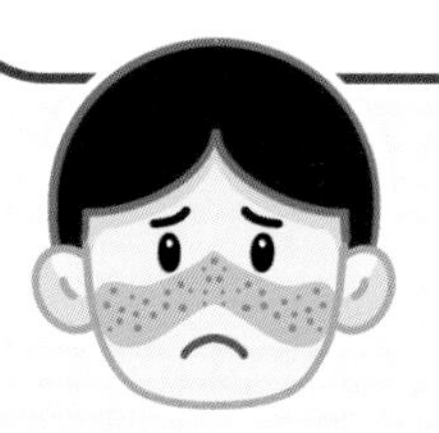
重症红斑狼疮

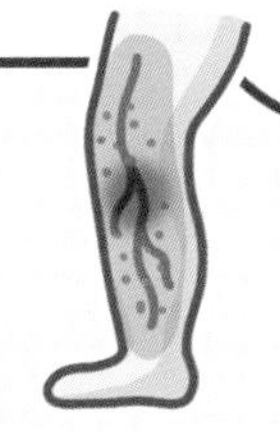
重症血管炎

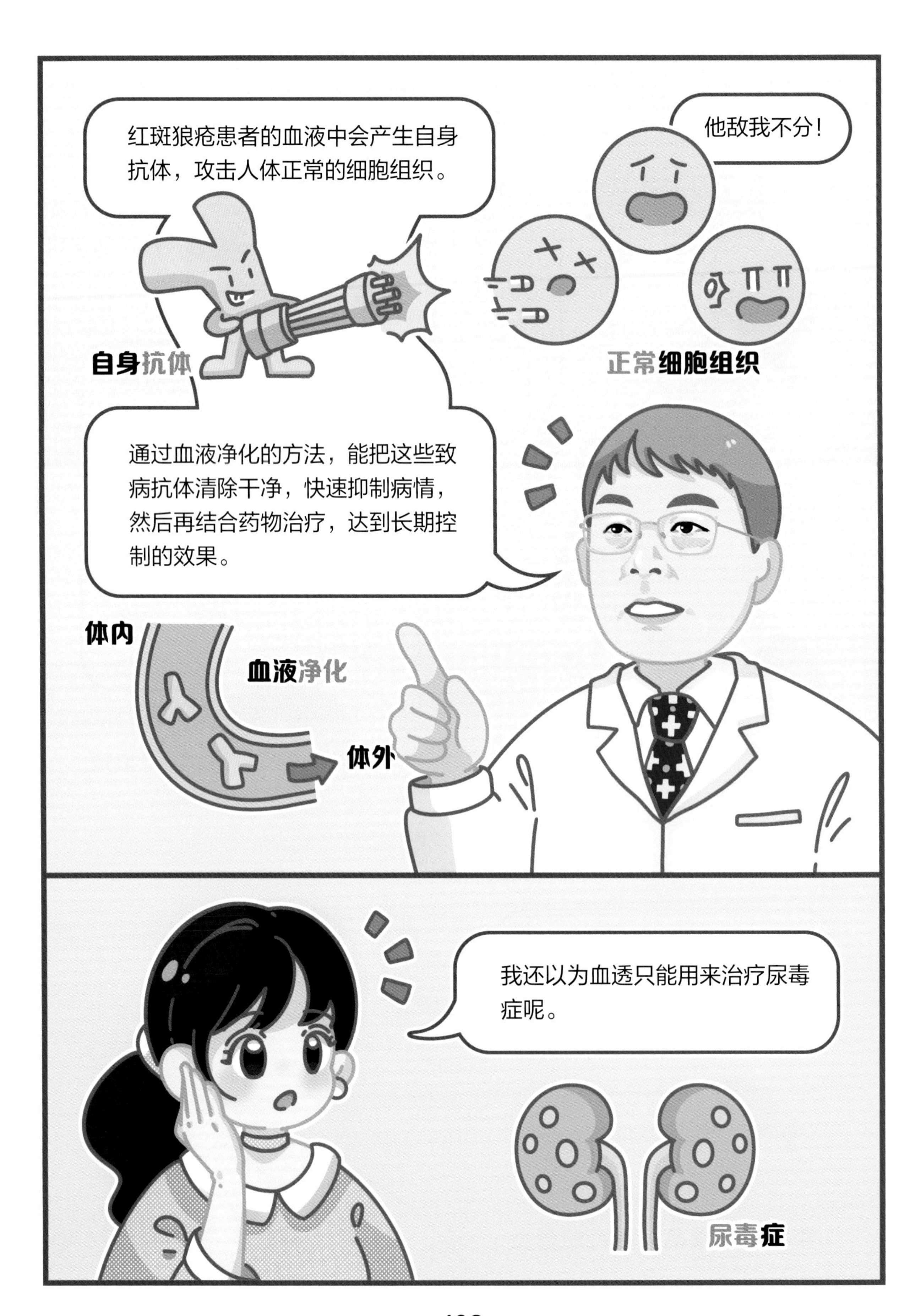
红斑狼疮患者的血液中会产生自身抗体，攻击人体正常的细胞组织。
他敌我不分！
自身抗体
正常细胞组织
通过血液净化的方法，能把这些致病抗体清除干净，快速抑制病情，然后再结合药物治疗，达到长期控制的效果。
体内
血液净化
体外
我还以为血透只能用来治疗尿毒症呢。
尿毒症

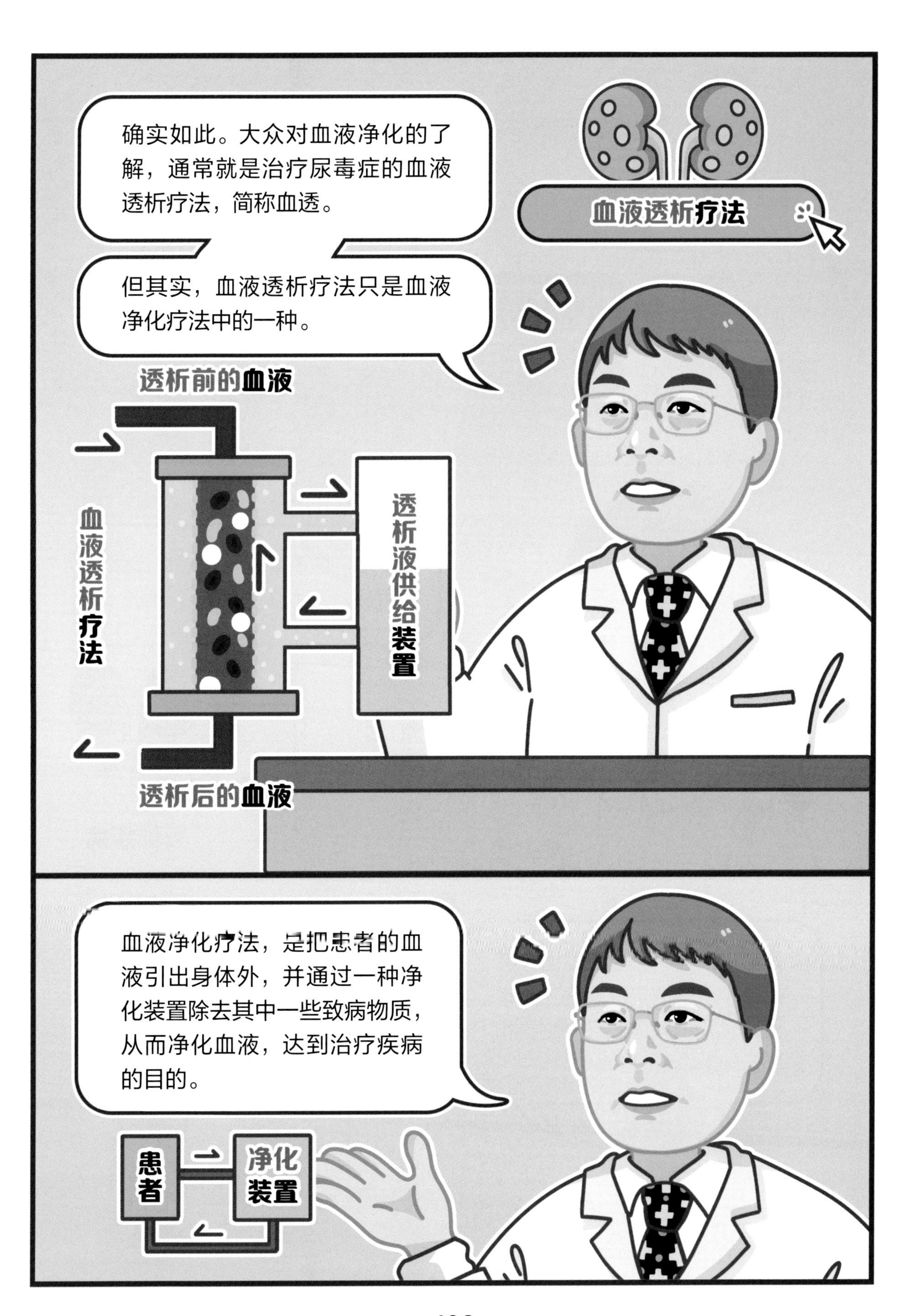
确实如此。大众对血液净化的了解，通常就是治疗尿毒症的血液透析疗法，简称血透。
血液透析疗法
但其实，血液透析疗法只是血液净化疗法中的一种。
透析前的血液
血液透析疗法
透析液供给装置
透析后的血液
血液净化疗法，是把患者的血液引出身体外，并通过一种净化装置除去其中一些致病物质，从而净化血液，达到治疗疾病的目的。
患者
净化装置

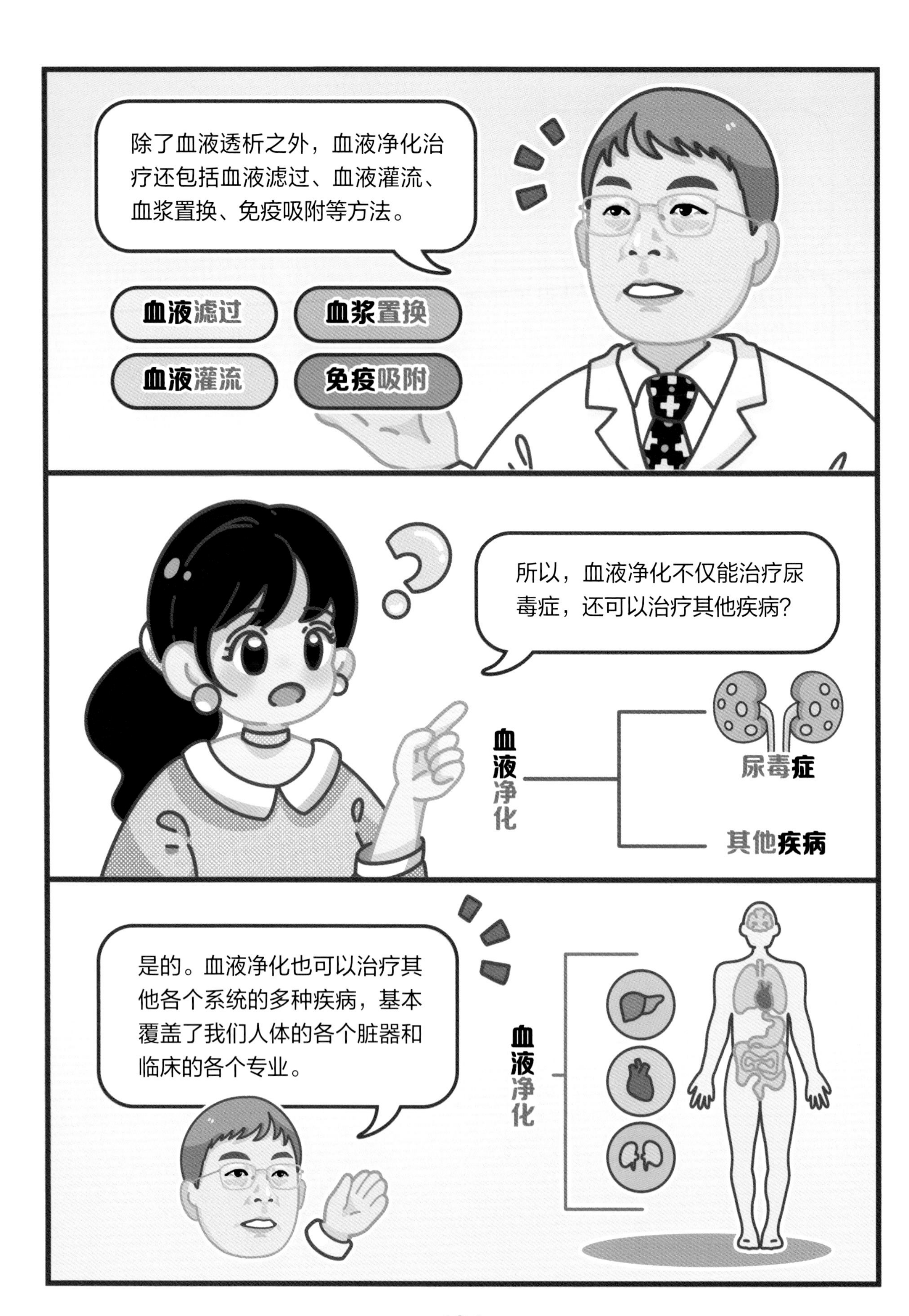
除了血液透析之外，血液净化治疗还包括血液滤过、血液灌流、血浆置换、免疫吸附等方法。
血液滤过
血浆置换
血液灌流
免疫吸附
所以，血液净化不仅能治疗尿毒症，还可以治疗其他疾病？
血液净化
尿毒症
其他疾病
是的。血液净化也可以治疗其他各个系统的多种疾病，基本覆盖了我们人体的各个脏器和临床的各个专业。
血液净化

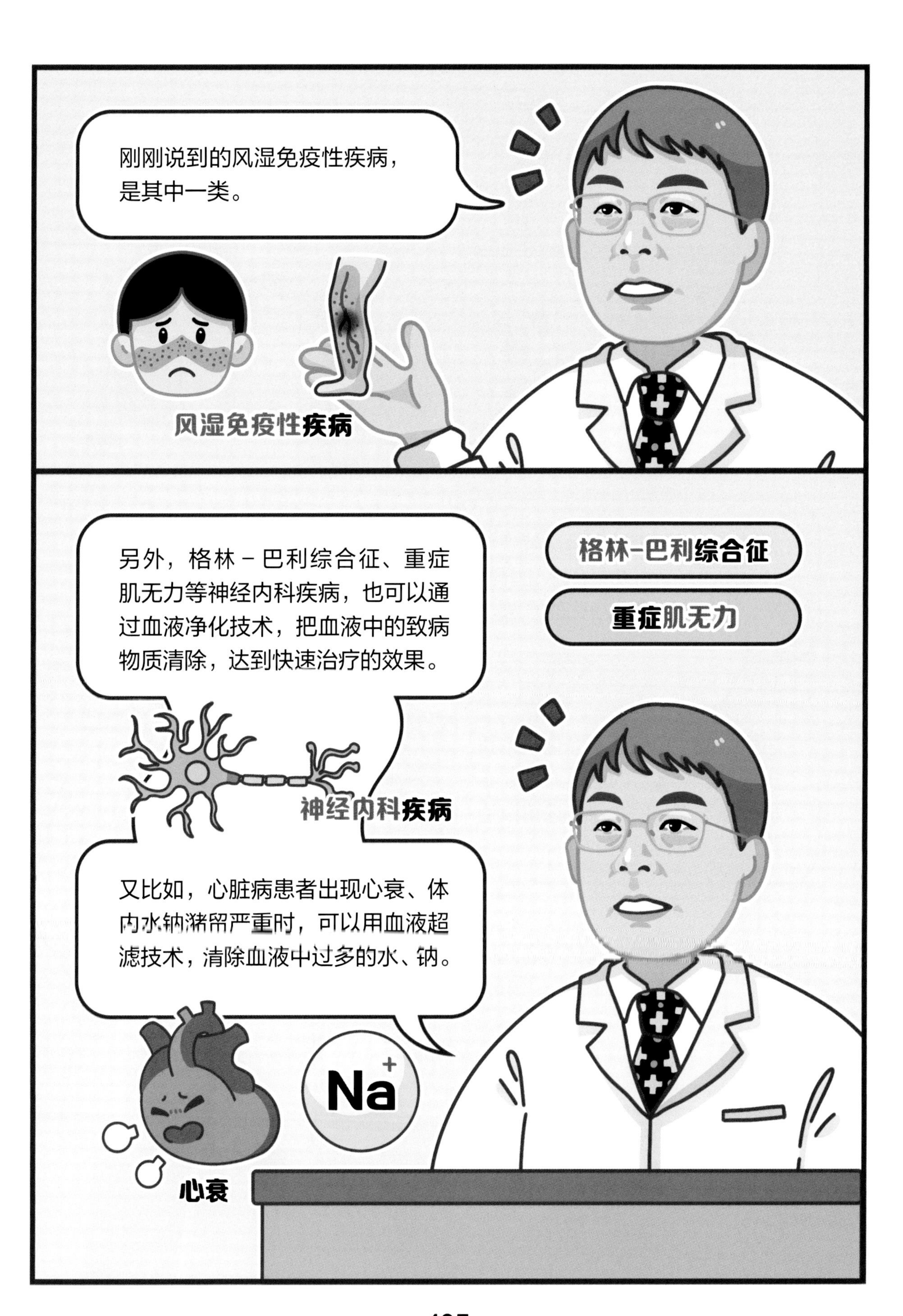
刚刚说到的风湿免疫性疾病，
是其中一类。
风湿免疫性疾病
另外，格林－巴利综合征、重症肌无力等神经内科疾病，也可以通过血液净化技术，把血液中的致病物质清除，达到快速治疗的效果。
格林–巴利综合征
重症肌无力
神经内科疾病
又比如，心脏病患者出现心衰、体内水钠潴留严重时，可以用血液超滤技术，清除血液中过多的水、钠。
Na^+
心衰

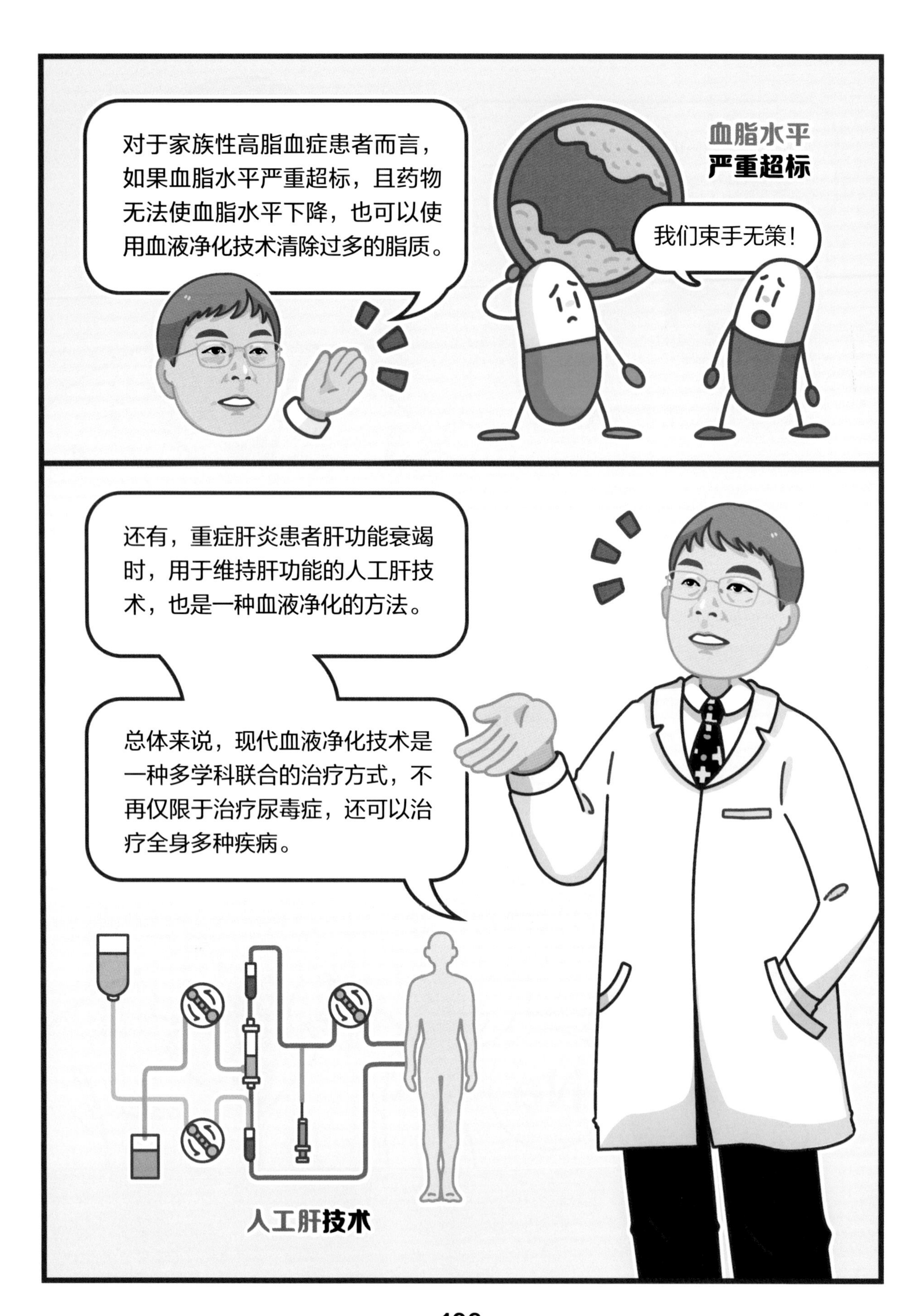
对于家族性高脂血症患者而言，如果血脂水平严重超标，且药物无法使血脂水平下降，也可以使用血液净化技术清除过多的脂质。
血脂水平
严重超标
我们束手无策！
还有，重症肝炎患者肝功能衰竭时，用于维持肝功能的人工肝技术，也是一种血液净化的方法。
总体来说，现代血液净化技术是一种多学科联合的治疗方式，不再仅限于治疗尿毒症，还可以治疗全身多种疾病。
人工肝技术

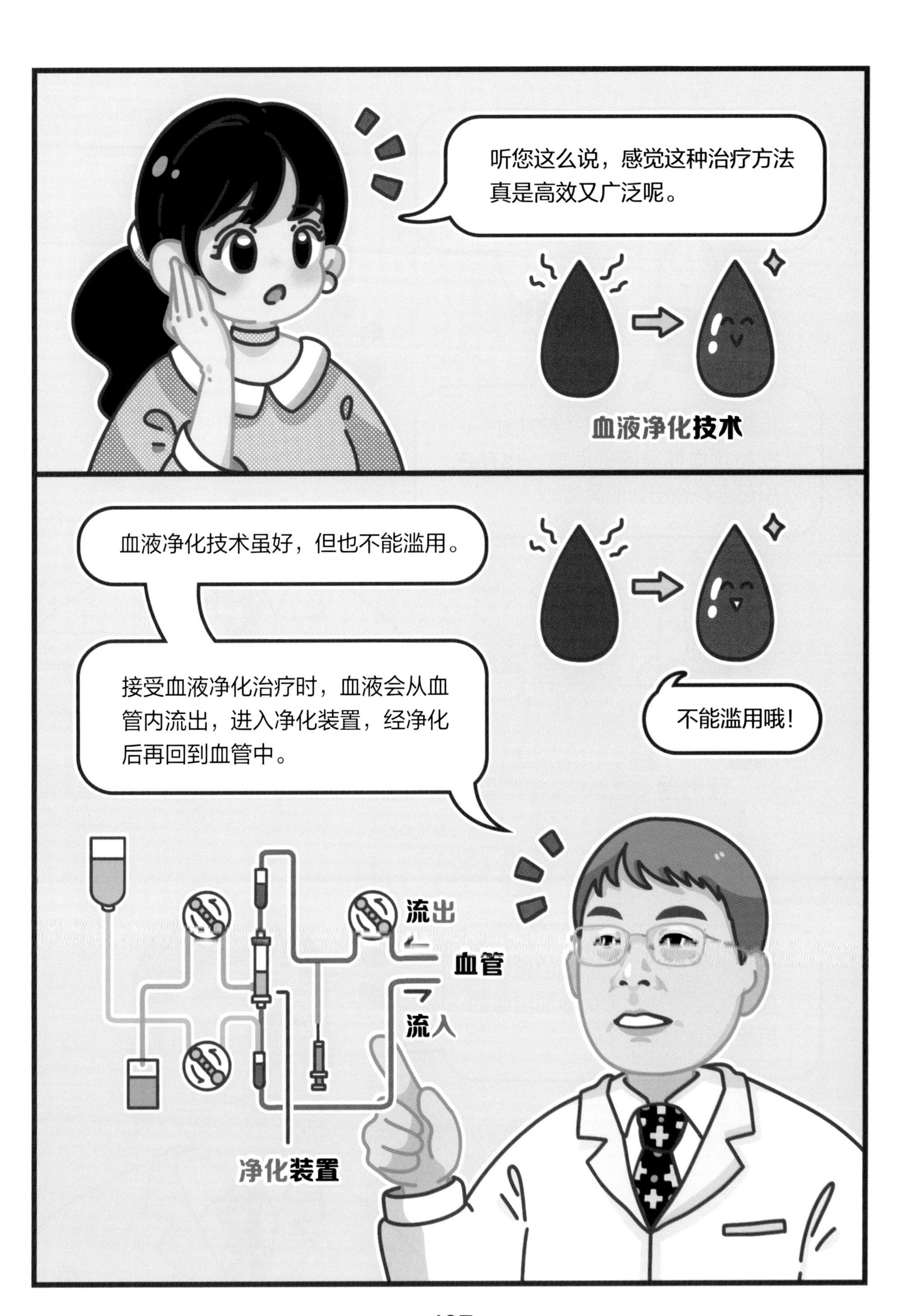
听您这么说，感觉这种治疗方法真是高效又广泛呢。
血液净化技术
血液净化技术虽好，但也不能滥用。
接受血液净化治疗时，血液会从血管内流出，进入净化装置，经净化后再回到血管中。
不能滥用哦！
流出
血管
流入
净化装置

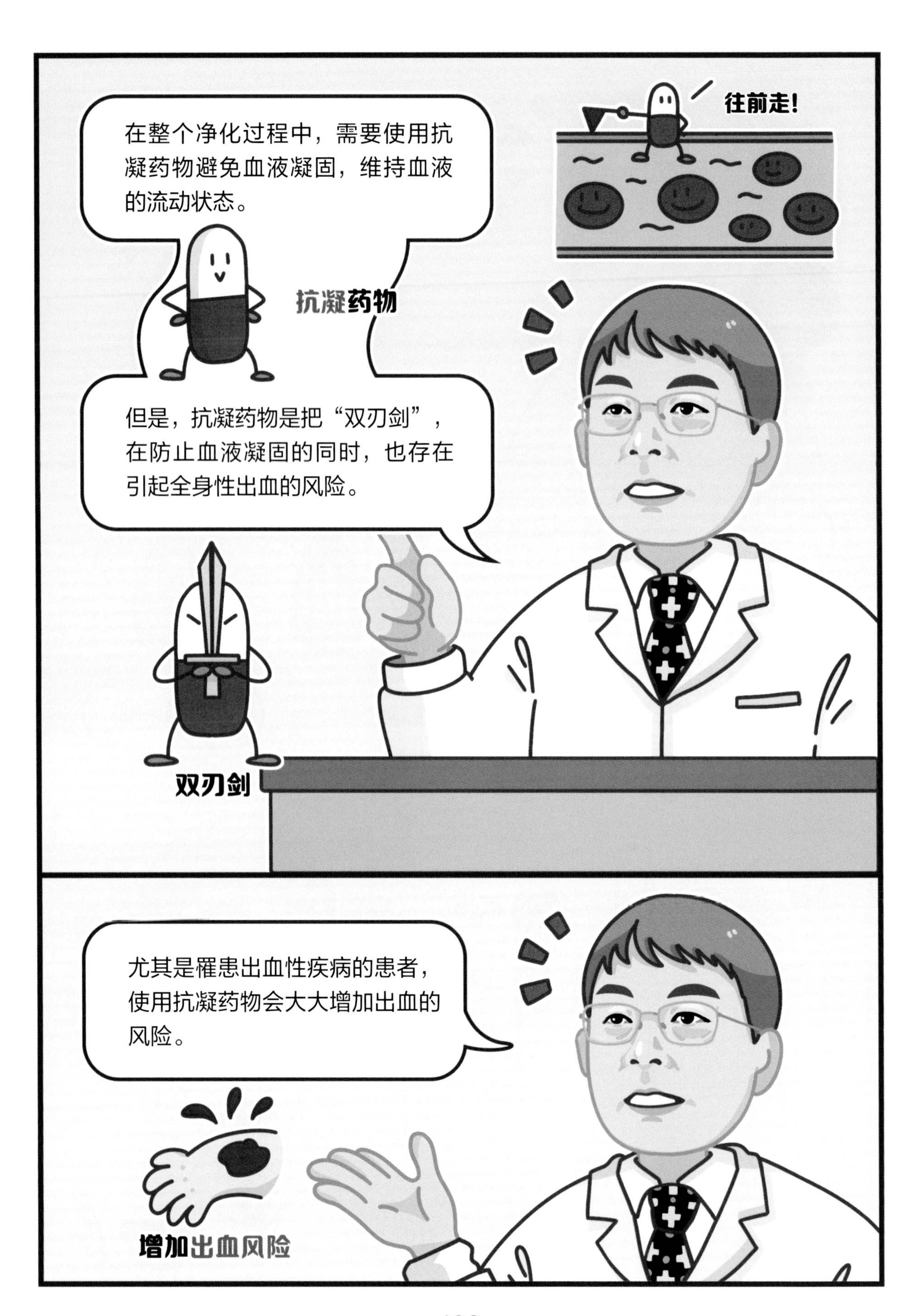
在整个净化过程中，需要使用抗凝药物避免血液凝固，维持血液的流动状态。
往前走!
抗凝药物
但是，抗凝药物是把“双刃剑”，在防止血液凝固的同时，也存在引起全身性出血的风险。
双刃剑
尤其是罹患出血性疾病的患者，使用抗凝药物会大大增加出血的风险。
增加出血风险

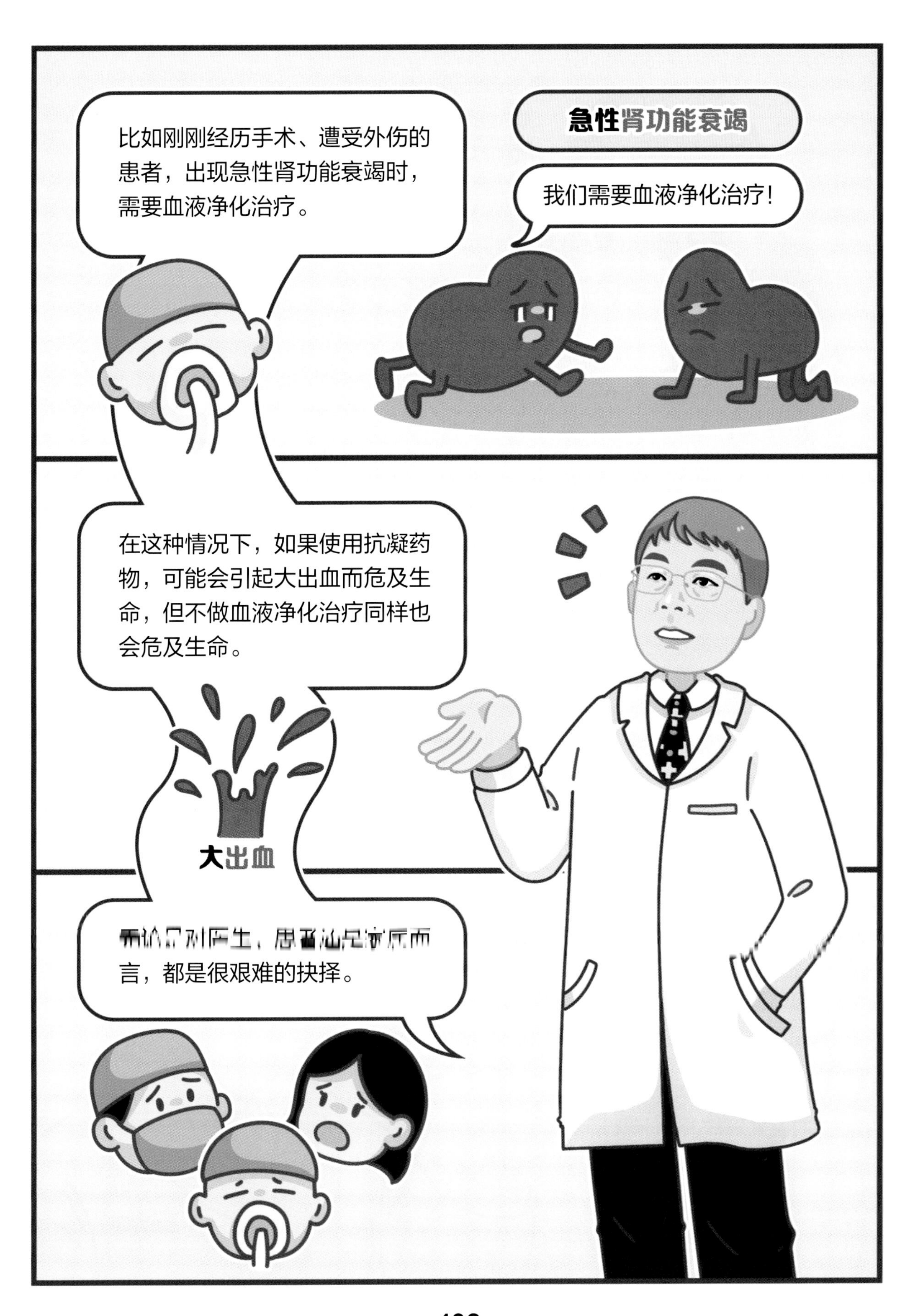
比如刚刚经历手术、遭受外伤的患者，出现急性肾功能衰竭时，需要血液净化治疗。
急性肾功能衰竭
我们需要血液净化治疗！
在这种情况下，如果使用抗凝药物，可能会引起大出血而危及生命，但不做血液净化治疗同样也会危及生命。
大出血
言，都是很艰难的抉择。

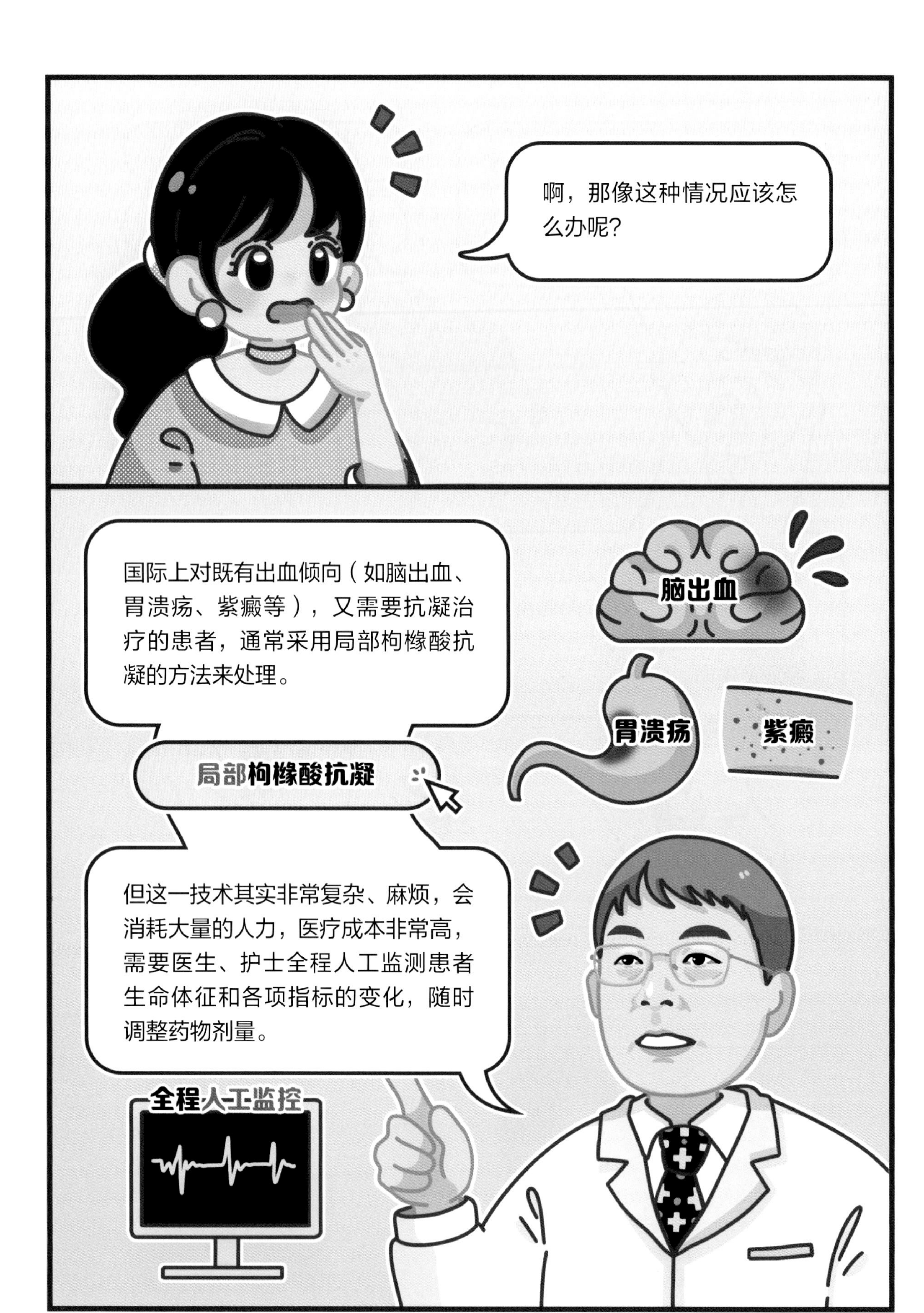
啊，那像这种情况应该怎么办呢？
国际上对既有出血倾向（如脑出血、胃溃疡、紫癜等），又需要抗凝治疗的患者，通常采用局部枸橼酸抗凝的方法来处理。
脑出血
胃溃疡
紫癜
局部枸橼酸抗凝
但这一技术其实非常复杂、麻烦，会消耗大量的人力，医疗成本非常高，需要医生、护士全程人工监测患者生命体征和各项指标的变化，随时调整药物剂量。
全程人工监控

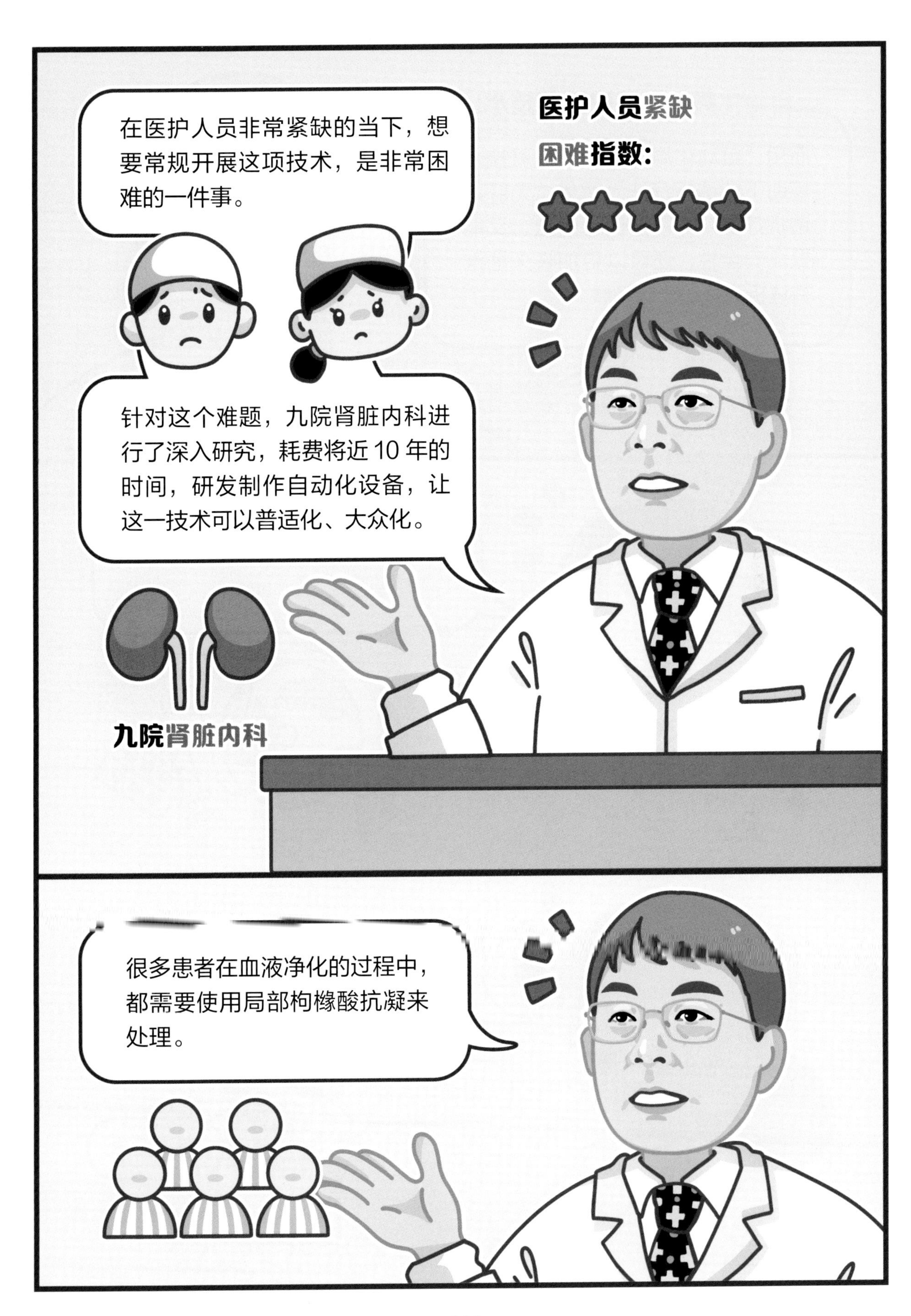
在医护人员非常紧缺的当下，想要常规开展这项技术，是非常困难的一件事。
医护人员紧缺
困难指数：
针对这个难题，九院肾脏内科进行了深入研究，耗费将近 10 年的时间，研发制作自动化设备，让这一技术可以普适化、大众化。
九院肾脏内科
很多患者在血液净化的过程中，都需要使用局部枸橼酸抗凝来处理。

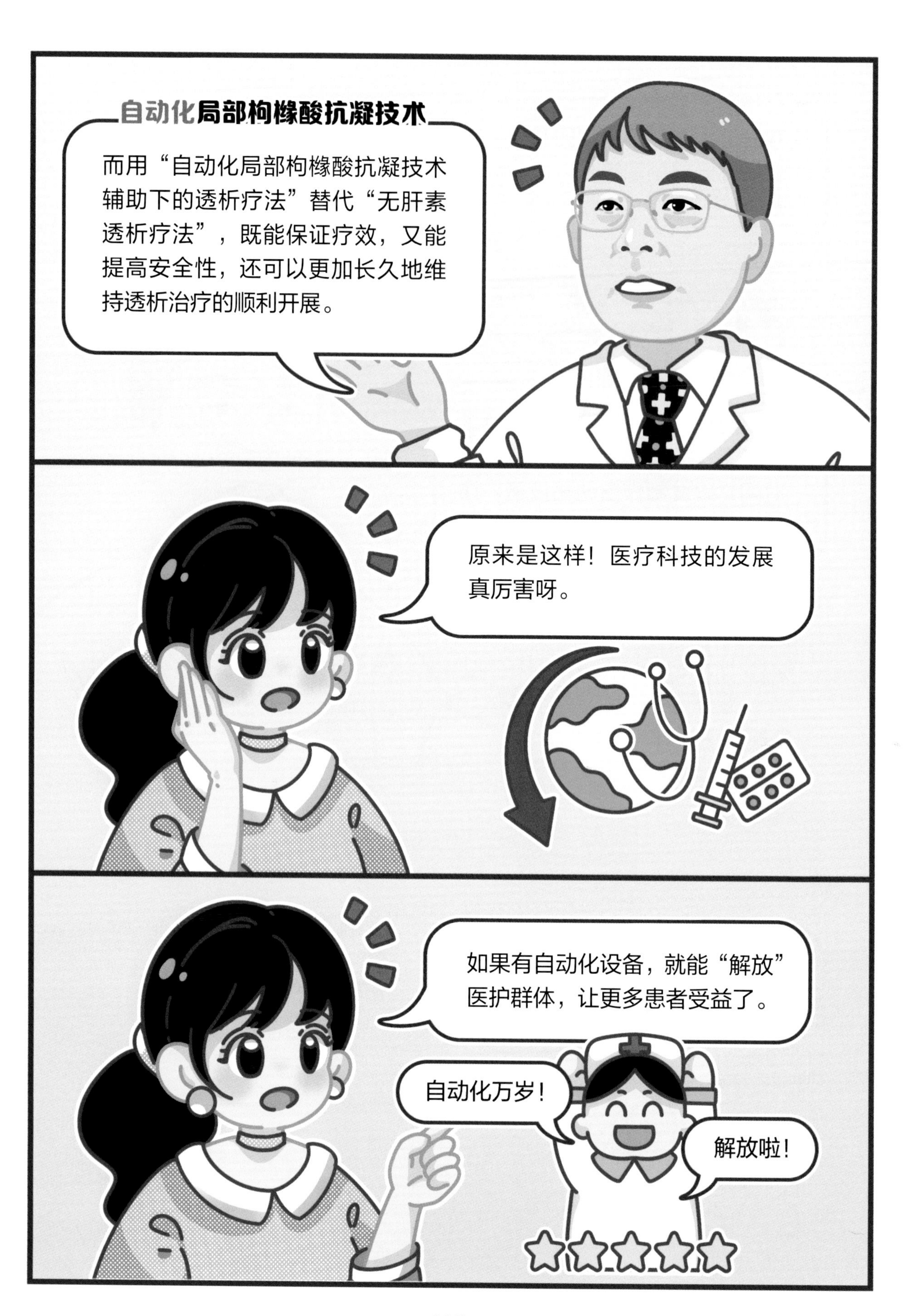
自动化局部枸橼酸抗凝技术
而用“自动化局部枸橼酸抗凝技术辅助下的透析疗法”替代“无肝素透析疗法”，既能保证疗效，又能提高安全性，还可以更加长久地维持透析治疗的顺利开展。
原来是这样！医疗科技的发展真厉害呀。
如果有自动化设备，就能“解放”医护群体，让更多患者受益了。
自动化万岁！
解放啦！

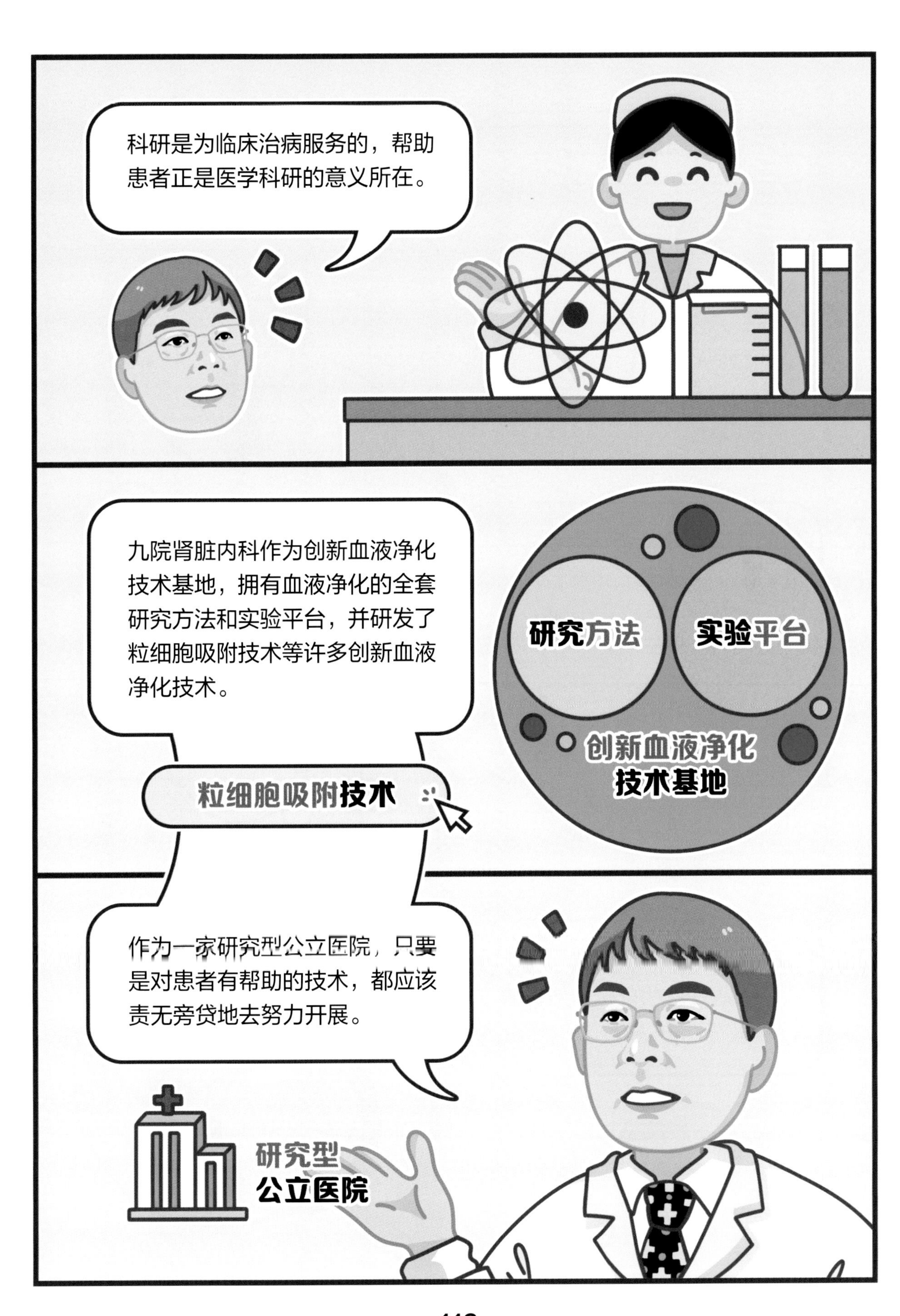
科研是为临床治病服务的，帮助患者正是医学科研的意义所在。
九院肾脏内科作为创新血液净化技术基地，拥有血液净化的全套研究方法和实验平台，并研发了粒细胞吸附技术等许多创新血液净化技术。
粒细胞吸附技术
研究方法
实验平台
创新血液净化技术基地
作为一家研究型公立医院，只要是对患者有帮助的技术，都应该责无旁贷地去努力开展。
研究型公立医院

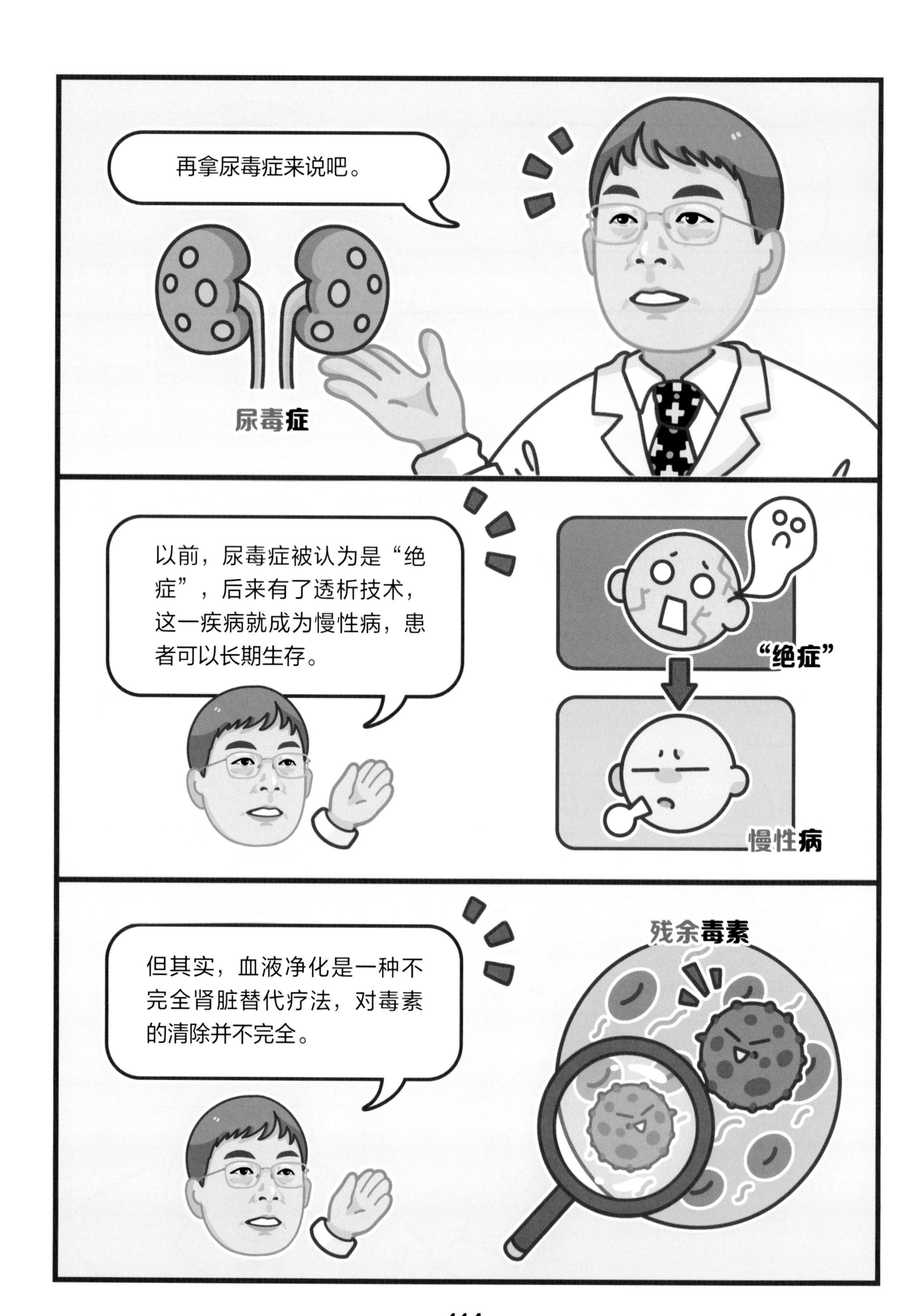

再拿尿毒症来说吧。
尿毒症
以前，尿毒症被认为是“绝症”，后来有了透析技术，这一疾病就成为慢性病，患者可以长期生存。
“绝症”
慢性病
但其实，血液净化是一种不完全肾脏替代疗法，对毒素的清除并不完全。
残余毒素

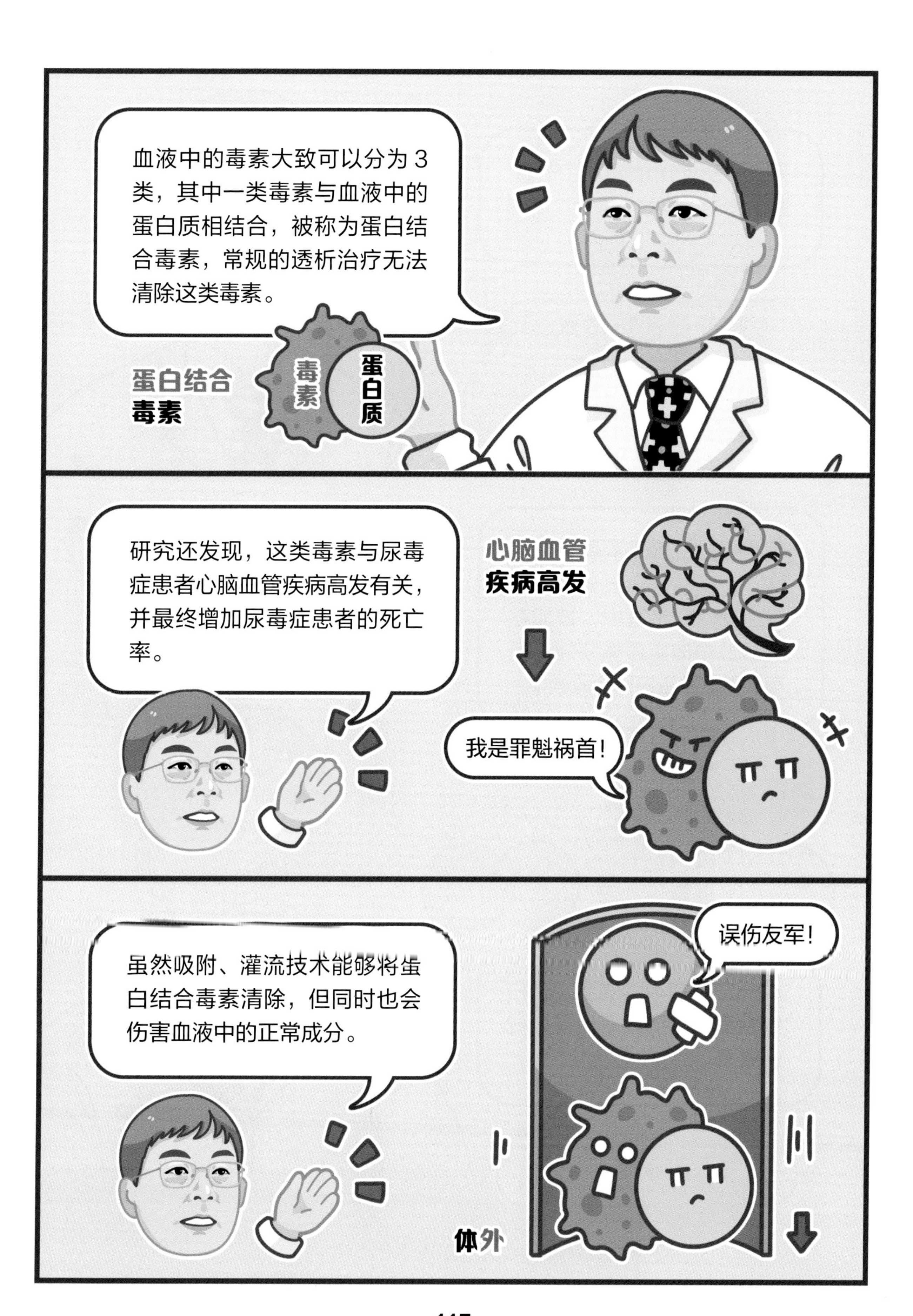

血液中的毒素大致可以分为 3 类，其中一类毒素与血液中的蛋白质相结合，被称为蛋白结合毒素，常规的透析治疗无法清除这类毒素。
蛋白结合毒素
毒素
蛋白质
研究还发现，这类毒素与尿毒症患者心脑血管疾病高发有关，并最终增加尿毒症患者的死亡率。
心脑血管疾病高发
我是罪魁祸首！
虽然吸附、灌流技术能够将蛋白结合毒素清除，但同时也会伤害血液中的正常成分。
误伤友军！
体外

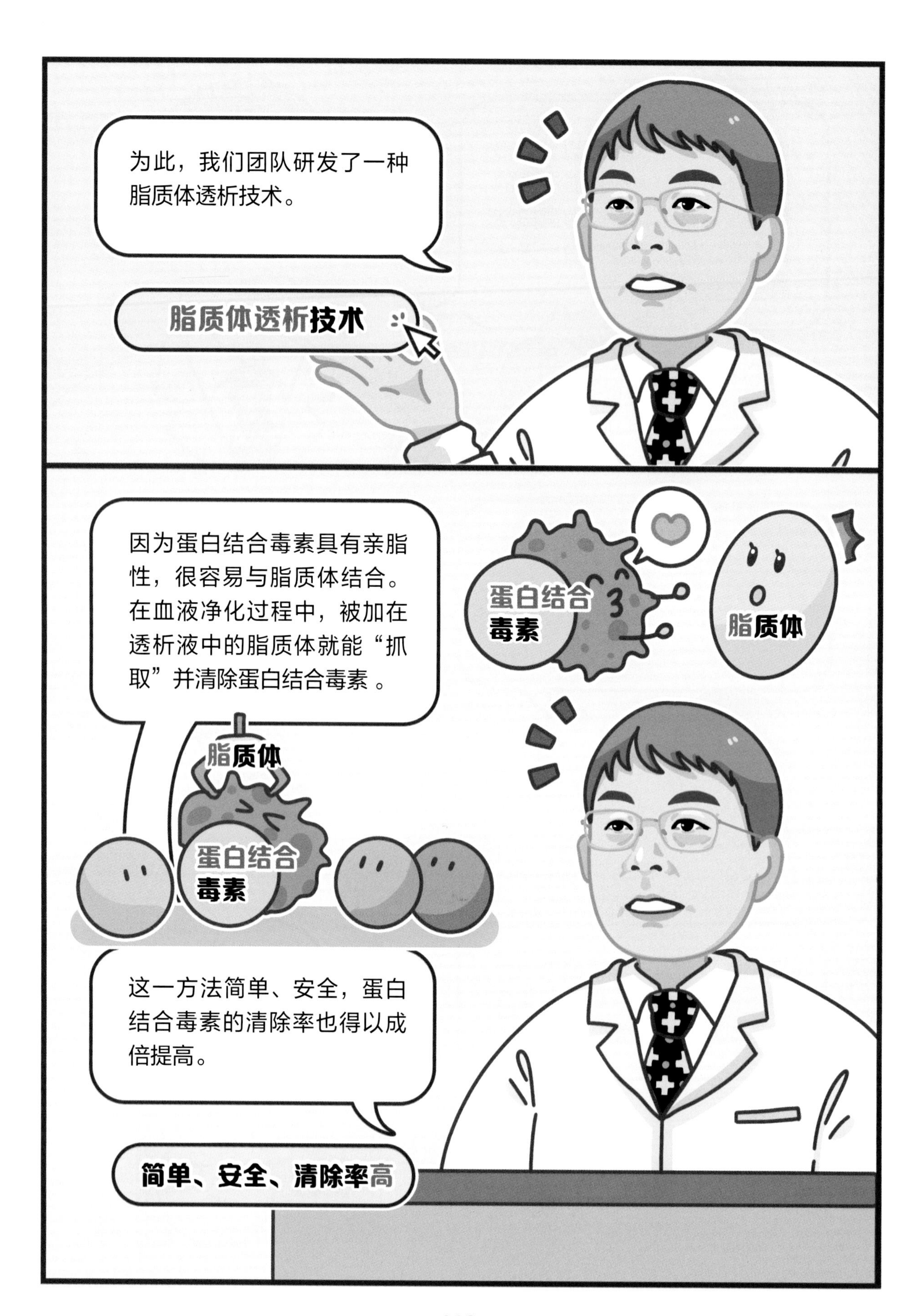
为此，我们团队研发了一种脂质体透析技术。
脂质体透析技术
因为蛋白结合毒素具有亲脂性，很容易与脂质体结合。在血液净化过程中，被加在透析液中的脂质体就能“抓取”并清除蛋白结合毒素。
蛋白结合毒素
脂质体
脂质体
蛋白结合毒素
这一方法简单、安全，蛋白结合毒素的清除率也得以成倍提高。
简单、安全、清除率高

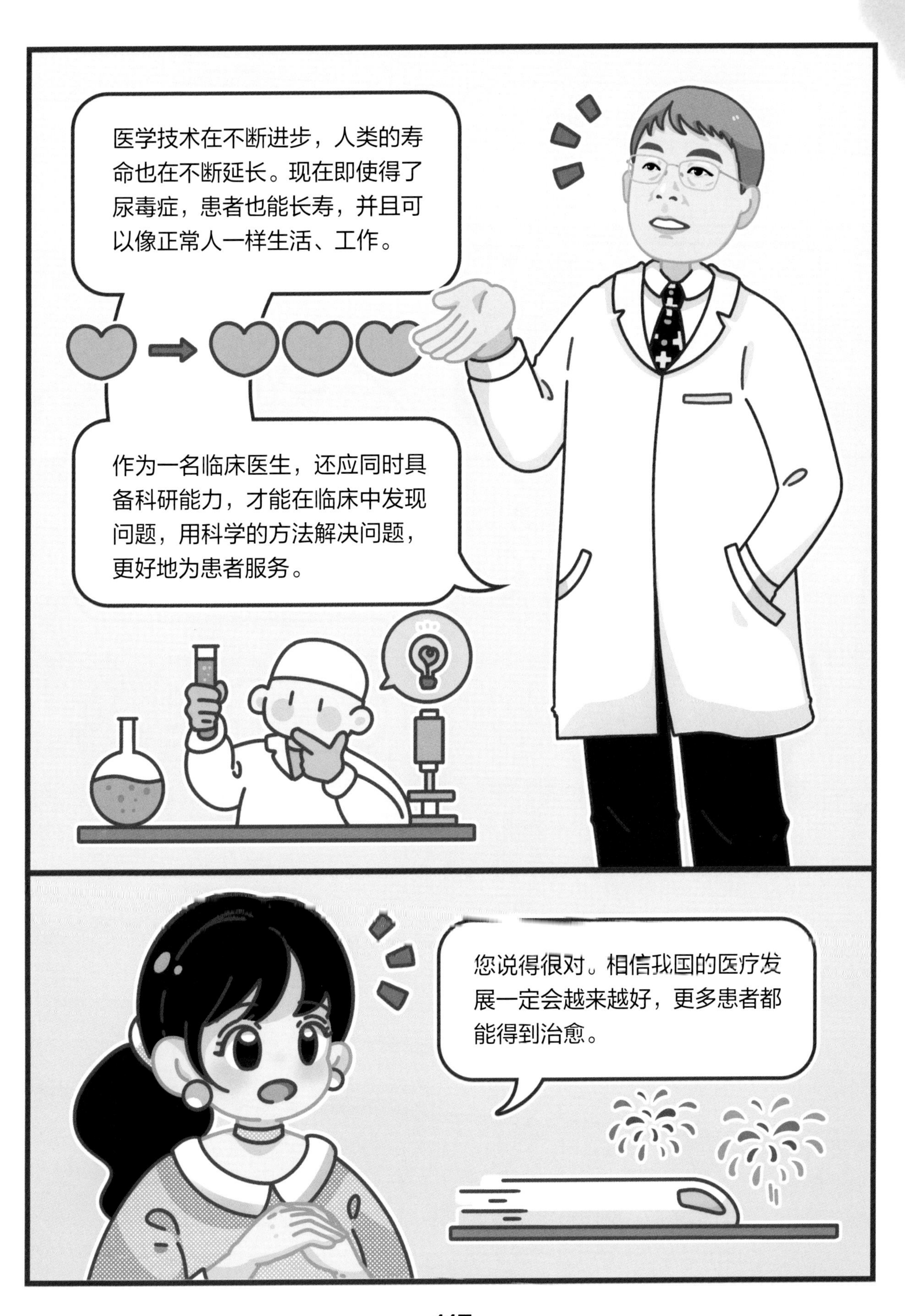
医学技术在不断进步，人类的寿命也在不断延长。现在即使得了尿毒症，患者也能长寿，并且可以像正常人一样生活、工作。
作为一名临床医生，还应同时具备科研能力，才能在临床中发现问题，用科学的方法解决问题，更好地为患者服务。
您说得很对。相信我国的医疗发展一定会越来越好，更多患者都能得到治愈。

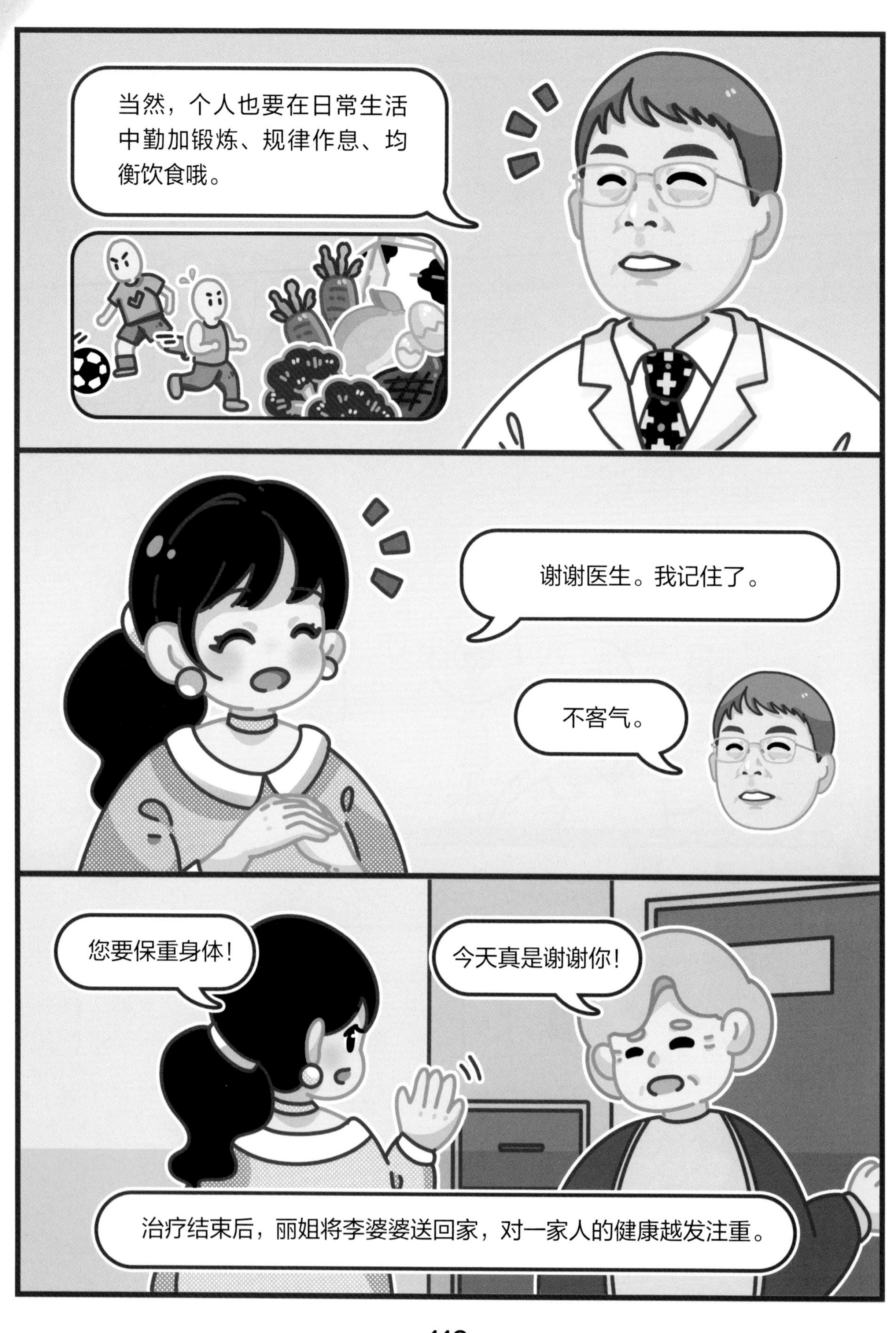
当然，个人也要在日常生活中勤加锻炼、规律作息、均衡饮食哦。
谢谢医生。我记住了。
不客气。
您要保重身体！
今天真是谢谢你！
治疗结束后，丽姐将李婆婆送回家，对一家人的健康越发注重。